人民健康·名家科普丛书

慢阻肺和哮喘的防与治

总主编　王　俊　王建六

主　编　高占成

副主编　陈燕文

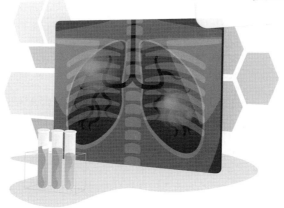

科学技术文献出版社

SCIENTIFIC AND TECHNICAL DOCUMENTATION PRESS

·北京·

图书在版编目（CIP）数据

慢阻肺和哮喘的防与治 / 高占成主编. —北京：科学技术文献出版社，
2024. 6

（人民健康·名家科普丛书 / 王俊，王建六总主编）

ISBN 978-7-5235-0513-7

Ⅰ.①慢…　Ⅱ.①高…　Ⅲ.①慢性病—阻塞性肺疾病—防治　②哮喘—防治
Ⅳ.① R563.9　② R562.2

中国国家版本馆 CIP 数据核字（2023）第 139977 号

慢阻肺和哮喘的防与治

策划编辑：孔荣华 王黛君 责任编辑：吕海茹 责任校对：张吲哚 责任出版：张志平

出　版　者	科学技术文献出版社
地　　　址	北京市复兴路15号　邮编　100038
编　务　部	（010）58882938，58882087（传真）
发　行　部	（010）58882905，58882868（传真）
邮　购　部	（010）58882873
官 方 网 址	www.stdp.com.cn
发　行　者	科学技术文献出版社发行　全国各地新华书店经销
印　刷　者	北京地大彩印有限公司
版　　　次	2024年6月第1版　2024年6月第1次印刷
开　　　本	880×1230　1/32
字　　　数	70千
印　　　张	3.75
书　　　号	ISBN 978-7-5235-0513-7
定　　　价	39.80元

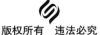

编 委 会

丛书序

　　"健康所系，性命相托"，铮铮誓言诠释着医者的责任与担当。北京大学人民医院，这座百年医学殿堂，秉承"仁恕博爱，聪明精微，廉洁醇良"的百年院训，赓续"人民医院为人民"的使命，敬佑生命，守护健康。

　　人民健康是社会文明进步的基础，是民族昌盛和国家富强的重要标志，也是广大人民群众的共同追求。党中央把保障人民健康放在优先发展的战略位置，注重传播健康文明生活方式，建立健全健康教育体系，提升全民健康素养。北京大学人民医院勇担"国家队"使命，以守护人民健康为己任，以患者需求为导向，充分发挥优质医疗资源的优势，实现了全员时时、处处健康宣教，以病友会、义诊、讲座多渠道送健康；进社区、进乡村、进企业、进学校、上高原，足迹遍布医联体单位、合作院区，发挥了"国家队"引领作用；打造健康科普全媒体传播平台，将高品质健康科普知识传递到千家万户，推进提升了国民健康素养。

　　在建院 105 周年之际，北京大学人民医院与科学技术文献出版社合作，25 个重点学科、200 余名资深专家通力打造医学科普丛书"人民健康·名家科普"。丛书以大数据筛查百姓常见健康问题为基准，结合北京大学人民医院优势学科及医疗特色，传递科学、精准、高水平医学科普知识，提高公众健康素养和健康文化水平。北京大学人民医院通过"互联网＋健康科普"形式，构建"北大人民"健康科普资源库和健康科普专家库，为实现全方位、全周期保障人民健康奠定并夯实基础；为实现"两个一百年"奋斗目标、实现中华民族伟大复兴贡献"人民"力量！

王俊　王建六

　　为了推进健康中国行动、为了庆祝北京大学人民医院建院105年华诞、为了更好地实现人民医院"四满意"目标（即患者满意、员工满意、社会满意、国家满意），北京大学人民医院王俊院士、院长和王建六书记组织相关学科专家，领衔主编了"人民健康·名家科普"丛书，其中《慢阻肺和哮喘的防与治》分册即将与广大读者见面。

　　众所周知，慢性阻塞性肺疾病（简称"慢阻肺"）、支气管哮喘（简称"哮喘"）、支气管扩张等慢性肺部疾病是临床的常见病和多发病，其中慢性阻塞性肺疾病和支气管哮喘这两种以呼吸道受累为主的慢性肺病在全球的患病率仍旧高居不下，甚至有上升趋势。

　　目前认为，慢性阻塞性肺疾病在我国20岁及以上成人中的患病率为8.6%，40岁以上人群患病率则高达13.7%，患病人数近1亿。随着我国吸烟人群不断增多和人口老龄化，慢性阻塞性肺疾病的患病人数仍将继续增加，随之也增加了疾病致残率和病死率。支气管哮喘在我国20岁及以上人群中的患病率为4.2%，患病人数近5千万。

　　如此众多的慢性阻塞性肺疾病和支气管哮喘患者同时也是感染性呼吸道疾病（如上呼吸道感染、支气管炎和肺炎等）的易感人群，而且二者还会互为因果，增加慢性阻塞性肺疾病和支气管哮喘这两种疾病复发的频率，缩短其发作周期。因此，提升全社会对慢性阻塞性肺疾病和支气管哮喘的疾病认识水平，提升普通人群对这两种疾病的预防意识，提升患者对这两种疾病的自我管理能力并有效减少其复发和加重的频率，为患者和大众提供慢性阻塞性肺疾病和支气管哮喘的科普知识，是本书编撰的宗旨和出发点。

　　本书以患者对慢性阻塞性肺疾病和支气管哮喘关心的问题为导向，以由浅入深、由表及里的文字作答，希望最大限度地纾解广大患者和读者对这两种疾病的疑惑并从中获益。本书具体内容包括慢性阻塞性肺疾病和支气管哮喘的疾病定义、概况、发生发展机制、动态演进过程、加重和缓解因素、诊断标准、治疗原则、预防及防控策略等多个维度；问题紧紧围绕患者的需求，回答力求详尽、通俗。

　　在编写过程中，我们也深感水平有限，恐惶难以通俗且精准确切地表述专业知识，难免存在不妥之处，请广大读者不吝赐教，以便在今后再版时改进。

高占成

目 录

第一章

慢性阻塞性肺疾病 ··· 1

第一节　快速了解慢性阻塞性肺疾病 ················ 3

什么是慢性阻塞性肺疾病？ ······························· 3

慢性阻塞性肺疾病有哪些类型？ ······················· 3

慢性阻塞性肺疾病患病率高吗？ ······················· 4

哪些人容易得慢性阻塞性肺疾病？ ··················· 4

慢性阻塞性肺疾病好发于男性还是女性？ ········· 5

慢性支气管炎与慢性阻塞性肺疾病有什么关系？ ········· 6

为什么要重视慢性阻塞性肺疾病？ ··················· 6

慢性阻塞性肺疾病有哪些表现？ ······················· 7

患者为什么会出现咳嗽、咳痰、气短症状？ ····· 8

慢性阻塞性肺疾病急性加重期的症状有哪些？ ········· 8

哪些信号预示着慢性阻塞性肺疾病病情加重？ ········· 9

慢性阻塞性肺疾病患者会咯血吗？ ··················· 9

第二节　检查与诊断 ·········· 11

什么情况下要警惕自己可能患有慢性阻塞性肺疾病？ ····· 11

慢性阻塞性肺疾病需要做哪些检查？ ············· 11

怎样确诊慢性阻塞性肺疾病？ ················ 12

慢性阻塞性肺疾病根据严重程度分为几级？ ········· 13

肺功能检查报告单上的指标各有什么意义？ ········· 15

应该间隔多长时间做一次肺功能测定？ ··········· 15

慢性阻塞性肺疾病患者需要做胸部 CT 检查吗？ ········ 16

为什么查血浆 D- 二聚体？ ················· 16

为什么要查血 BNP 或 NT-proBNP 水平？ ········· 17

第三节　疾病治疗 ···················· 18

慢性阻塞性肺疾病的治疗目标是什么？ ··········· 18

得了慢性阻塞性肺疾病用什么药好？ ············· 18

慢性阻塞性肺疾病患者需要终身用药吗？ ·········· 19

慢性阻塞性肺疾病患者常用的吸入制剂有哪几种？ ····· 20

如何正确有效地使用吸入剂？ ················ 21

咳痰症状明显好转，是否要继续用化痰药？ ········· 22

不缺氧也必须要吸氧吗？ ·················· 22

吸氧时为什么要选低流量？ ················· 23

什么情况下需要使用无创呼吸机？ ·············· 24

使用无创呼吸机时需要注意什么？ ·············· 25

第四节　共存病⋯⋯⋯⋯⋯⋯⋯⋯⋯⋯⋯⋯⋯⋯⋯⋯⋯26

慢性阻塞性肺疾病有哪些共存病?⋯⋯⋯⋯⋯⋯⋯26

慢性阻塞性肺疾病与肺气肿因果关系是怎样的?⋯⋯27

患者一般什么时候出现呼吸衰竭?⋯⋯⋯⋯⋯⋯⋯27

呼吸衰竭是可以避免的吗?⋯⋯⋯⋯⋯⋯⋯⋯⋯⋯28

患者一定会出现慢性肺源性心脏病吗?⋯⋯⋯⋯⋯28

患者颈部静脉会鼓起来,这是怎么回事?⋯⋯⋯⋯29

突然出现呼吸困难,要考虑哪些情况?⋯⋯⋯⋯⋯29

慢性阻塞性肺疾病会转为肺癌吗?⋯⋯⋯⋯⋯⋯⋯30

第五节　疾病预后⋯⋯⋯⋯⋯⋯⋯⋯⋯⋯⋯⋯⋯⋯⋯31

得了慢性阻塞性肺疾病会影响寿命吗?⋯⋯⋯⋯⋯31

慢性阻塞性肺疾病能治好吗?⋯⋯⋯⋯⋯⋯⋯⋯⋯31

慢性阻塞性肺疾病能自愈吗?⋯⋯⋯⋯⋯⋯⋯⋯⋯32

不抽烟了,为什么病还不能好呢?⋯⋯⋯⋯⋯⋯⋯32

慢性阻塞性肺疾病会传染吗?⋯⋯⋯⋯⋯⋯⋯⋯⋯33

慢性阻塞性肺疾病会遗传给下一代吗?⋯⋯⋯⋯⋯34

老年人突然戒烟会促进死亡,对吗?⋯⋯⋯⋯⋯⋯34

慢性阻塞性肺疾病可以预防吗?⋯⋯⋯⋯⋯⋯⋯⋯35

第六节　日常生活调养⋯⋯⋯⋯⋯⋯⋯⋯⋯⋯⋯⋯36

患者需要绝对静养吗?⋯⋯⋯⋯⋯⋯⋯⋯⋯⋯⋯⋯36

患者可以选择哪些运动,运动强度如何确定?⋯⋯36

平时应如何康复锻炼？ ·································· 37

饮食有什么忌口的吗？ ·································· 37

吃什么可以帮助恢复？ ·································· 38

日常生活中需要注意什么？ ························· 38

患者出院后，家属该怎样照护？ ················· 39

● ● ●

第二章

支气管哮喘 ·· **41**

第●节　快速了解支气管哮喘 ························ 43

什么是支气管哮喘？ ····································· 43

支气管哮喘与过敏性哮喘是什么关系？ ········ 43

为什么会患支气管哮喘？ ····························· 44

哪些人容易得支气管哮喘？ ························· 44

支气管哮喘常见吗？ ····································· 45

出现哪些表现要考虑支气管哮喘？ ·············· 46

不喘为什么也是支气管哮喘？ ····················· 46

只是咳嗽，为什么被诊断为哮喘？ ·············· 47

胸闷与气短也会是支气管哮喘吗？ ·············· 47

哪些因素会诱发并加重支气管哮喘？ ··········· 48

为什么喘憋在夜间或凌晨厉害？ ················· 49

第●节　检查与诊断 ··· 50

如何确认得了支气管哮喘？ ·············· 50

肺功能检查有哪些禁忌证？ ·············· 51

做肺功能检查需要注意什么？ ·············· 51

得了支气管哮喘需要做哪些检验 / 检查？ ······ 52

有没有可以自我诊断支气管哮喘的方法？ ······ 52

怎么做支气管舒张试验？ ·············· 53

怎么做支气管激发试验？ ·············· 54

怎么测呼气流量峰值？ ·············· 55

支气管哮喘的诊断标准是什么？ ·········· 56

不发热为什么要查血常规？ ·············· 57

胸部 X 线、透视、胸部 CT 能诊断支气管哮喘吗？ ····· 57

气道高反应就是支气管哮喘吗？ ·········· 58

为什么要测呼出气一氧化氮？ ·············· 59

第●节　疾病治疗 ··· 60

脱敏治疗可以根治哮喘吗 ·············· 60

得了支气管哮喘如何用药？ ·············· 60

治疗后没有症状了，可以停药吗？ ·········· 61

为什么用吸入药物治疗支气管哮喘？ ········ 61

吸入药物治疗会有哪些不良反应？ ·········· 62

治疗支气管哮喘的药物长期使用有毒吗？ ······ 62

吸入药物治疗需要注意什么？ ·············· 63

多种吸入药物，怎么选择？ ·············· 63

治支气管哮喘的药与治心脏病、糖尿病的药冲突吗？·····64

可以手术治疗支气管哮喘吗？·······················64

需要随身携带支气管哮喘治疗药物吗？···············65

担心现有的药物没效了，有新疗法吗？···············65

突然犯病了怎么办？·······························66

支气管哮喘患者出现什么情况需要立刻去医院？·······66

如何预防儿童支气管哮喘？·························67

如何预防支气管哮喘反复发作？·····················67

怎么避免支气管哮喘急性发作？·····················68

第四节　相关并发症·······························69

支气管哮喘发作会危及生命吗？·····················69

支气管哮喘有哪些严重后果？·······················69

支气管哮喘会引起慢性阻塞性肺疾病吗？·············70

支气管哮喘会引起呼吸衰竭吗？·····················70

支气管哮喘发作为什么会晕厥？·····················71

第五节　有关支气管哮喘的顾虑·····················72

支气管哮喘可以治愈吗？···························72

支气管哮喘会传染吗？·····························73

支气管哮喘会遗传吗？·····························73

支气管哮喘会影响寿命吗？·························74

支气管哮喘会影响生活质量吗？·····················74

支气管哮喘会影响手术吗？·························75

支气管哮喘会影响正常的性生活吗？ ……………… 76

支气管哮喘会影响怀孕吗？ ………………………… 76

支气管哮喘不治疗会怎么样？ ……………………… 77

第六节　日常生活调养 …………………………………… 79

支气管哮喘会影响工作吗？ ………………………… 79

支气管哮喘会影响其他人吗？ ……………………… 79

支气管哮喘患者需要戒烟、戒酒吗？ ……………… 80

支气管哮喘患者平时应如何康复锻炼？ …………… 80

支气管哮喘患者如何保证良好的睡眠？ …………… 81

支气管哮喘患者还能收拾屋子、做饭吗？ ………… 81

支气管哮喘患者需要减肥吗？ ……………………… 82

得了支气管哮喘必须静养吗？ ……………………… 82

为什么运动会使哮喘发作？如何运动？ …………… 83

支气管哮喘患者能做什么强度的运动？ …………… 84

什么情况容易诱发支气管哮喘加重？ ……………… 85

哪些信号预示着支气管哮喘加重？ ………………… 88

支气管哮喘加重后该怎么办？ ……………………… 89

在家中如何监测支气管哮喘？ ……………………… 90

得了支气管哮喘，有什么忌口吗？ ………………… 90

得了支气管哮喘，吃什么可以帮助康复？ ………… 91

得了支气管哮喘，需要吃保健品吗？ ……………… 92

得了支气管哮喘，日常生活中需要注意什么？ …… 93

支气管哮喘患者手术的时候需要注意什么？ ……… 94

第七节　心理对疾病的影响 ⋯⋯⋯⋯⋯⋯ 95

近期压力大，会影响支气管哮喘吗？ ⋯⋯⋯ 95

为什么大哭大笑后支气管哮喘会加重？ ⋯⋯ 95

支气管哮喘会导致焦虑吗？ ⋯⋯⋯⋯⋯⋯ 96

积极的态度会对支气管哮喘有帮助吗？ ⋯⋯ 96

患者紧张、焦虑情绪如何调节？ ⋯⋯⋯⋯ 97

第八节　给家属的话 ⋯⋯⋯⋯⋯⋯⋯⋯ 98

为什么支气管哮喘患者会性情大变？ ⋯⋯ 98

家属如何帮助患者进行规律规范地治疗？ ⋯⋯ 98

家人得了支气管哮喘，如何帮助他/她？ ⋯⋯ 99

家人支气管哮喘发作住院，家属需要关注哪些情况？ ⋯ 99

支气管哮喘患者出院，家里应该做什么准备？ ⋯⋯ 100

第九节　医疗资讯相关 ⋯⋯⋯⋯⋯⋯⋯ 101

支气管哮喘可以去哪里就诊？ ⋯⋯⋯⋯ 101

支气管哮喘患者如何选择医院和医生？ ⋯⋯ 101

不同医院的医生说法不同，该听谁的？ ⋯⋯ 102

某些医院的医生说能根治支气管哮喘，真的吗？ ⋯⋯ 102

支气管哮喘能入大病特病吗？ ⋯⋯⋯⋯ 103

参考文献 ⋯⋯⋯⋯⋯⋯⋯⋯⋯⋯ **104**

▶▶▶ 第一章

慢性阻塞性肺疾病

第一节

快速了解慢性阻塞性肺疾病

Q: 什么是慢性阻塞性肺疾病？

慢性阻塞性肺疾病简称慢阻肺，是一种异质性肺部疾病。这种疾病的特征是由于气道异常（支气管炎、细支气管炎）和/或肺泡异常（肺气肿）引起慢性呼吸道症状（呼吸困难、咳嗽、咳痰和/或急性加重）所致的、持续的、通常是进行性加重的气流受限。

慢性阻塞性肺疾病的本质是一种慢性气道炎症，这种炎症和我们平常所说的"肺部发炎"不同。我们平常所说的"肺部发炎"是由细菌或病毒感染呼吸道或肺部引起的，而慢性阻塞性肺疾病的气道炎症通常是因为长期暴露在大量有毒的颗粒或者气体中，如吸烟，从而损伤了气道和肺泡而导致的；还有一部分慢性阻塞性肺疾病是由患者本身存在肺部发育的异常而引起的。慢性阻塞性肺疾病还可能会不时地出现症状的急性恶化，称为慢性阻塞性肺疾病急性加重。

Q: 慢性阻塞性肺疾病有哪些类型？

慢性阻塞性肺疾病最经典的分型是分为红喘型和紫肿型。

顾名思义，红喘型以气喘为主要表现，有轻度缺氧，但是二氧化碳潴留不明显，这种类型一般多见于老年人，而且患者大部分体型消瘦、营养不良，如果做胸部 CT 会发现明显的肺气肿表现，所以也称为肺气肿型。

紫肿型患者因为气道阻塞较重，所以缺氧和二氧化碳潴留比较明显，这种类型患者相对年轻，大部分体型超重，皮肤因为缺氧出现比较弥漫的青紫改变，手脚温暖，咳嗽、咳痰症状突出，有时也称这种类型为慢性支气管炎型。

还有一些患者上述两种类型的特点兼而有之，为混合型。

Q: 慢性阻塞性肺疾病患病率高吗？

慢性阻塞性肺疾病是一种非常常见的慢性气道疾病，不仅患病率高，病死率也高。从全球范围来看，慢性阻塞性肺疾病的全球患病率大约是 11.7%。在中国，流行病学专家曾经在 10 个省市开展过针对慢性阻塞性肺疾病患病率的调查研究，结果显示，中国大陆地区慢性阻塞性肺疾病的患病率大约是 8.6%。慢性阻塞性肺疾病现在已经成为全球三大死因之一。2012 年有 300 万以上的人死于慢性阻塞性肺疾病，这占到了全球死亡总数的 6%，其中 90% 的死亡发生在中低收入国家。

Q: 哪些人容易得慢性阻塞性肺疾病？

慢性阻塞性肺疾病最常见的病因是吸烟，尤其是长期大量吸烟的人，罹患慢性阻塞性肺疾病的概率远远高于不吸烟的人。其他类型的烟草（如烟斗、雪茄、水烟等）以及接触二手烟，也会导致慢性阻塞性肺疾病的发生。

除此以外，在通风不良的住宅里燃烧木材和其他生物燃料（例如牛粪，用于做饭和取暖）所造成的室内空气污染，也可以导致慢性阻塞性肺疾病的发生，这是我国女性罹患慢性阻塞性肺疾病的一个重要原因。长期生活在室外空气污染严重（如大气中PM2.5及PM10含量高）的区域，慢性阻塞性肺疾病的患病率也会明显升高。

另外，还有一些人因为工作原因长期接触一些有机和无机粉尘、化学制剂、烟雾及杀虫剂等，也会导致慢性阻塞性肺疾病的发生。

除了前面提到的这些环境因素以外，还有一些慢性阻塞性肺疾病患者存在某种自身原因，如出生体重低下，或者婴幼儿时期严重的肺部感染，或者先天基因缺陷导致了肺部发育异常。

🅠 慢性阻塞性肺疾病好发于男性还是女性？

前面我们刚刚提到，慢性阻塞性肺疾病最常见的病因是吸烟。而不管是从全世界范围，还是从我国范围来说，男性吸烟人数都远远高于女性。因此，男性罹患慢性阻塞性肺疾病的概率也明显高于女性。除了吸烟以外，职业粉尘暴露也是引起慢性阻塞性肺疾病的常见病因，而当前社会上从事这种高危职业的男性总体上是多于女性的，这也导致了男性比较高的慢性阻塞性肺疾病患病率。

不过，近些年来，女性慢性阻塞性肺疾病的发生率有逐渐增加的趋势，这主要是因为女性吸烟或者接触二手烟的比例越来越高，而且女性对烟雾更敏感，即使是少量吸烟，也容易罹患慢性阻塞性肺疾病。另外，还有一个重要原因是，在我国，家庭的"掌勺者"多是女性，女性接触油烟比较多。

Q: 慢性支气管炎与慢性阻塞性肺疾病有什么关系？

慢性支气管炎是指气管、支气管黏膜及其周围组织的慢性非特异性炎症，这种慢性炎症形成的原因大部分是吸烟或者吸入有害的烟雾、气体。慢性支气管炎的主要表现是反复咳嗽、咳痰，有时候会伴有喘息，但不一定会有肺功能异常。但是如果慢性支气管炎长期没有得到有效治疗，病情逐渐加重，严重到一定程度，就会出现肺功能不完全可逆的气流受限，这个时候就发展成了慢性阻塞性肺疾病。因此，我们可以看到，慢性支气管炎和慢性阻塞性肺疾病其实是同一种疾病过程的不同阶段。所以，当被确诊为慢性支气管炎时要积极接受治疗，避免进展为更严重的慢性阻塞性肺疾病。

Q: 为什么要重视慢性阻塞性肺疾病？

慢性阻塞性肺疾病是全世界慢性疾病致死的主要原因之一。有许多人多年来患有慢性阻塞性肺疾病，并且因为慢性阻塞性肺疾病或者慢性阻塞性肺疾病的共存病而过早死亡。慢性阻塞性肺疾病不仅会危害我们的生命健康，影响我们的生活质量，而且也为国家和社会带来沉重的负担。在美国，慢性阻塞性肺疾病导致的直接支出高达320亿美元，间接支出高达204亿美元。在我国，由于慢性阻塞性肺疾病导致患者行动不便，需要家属协助，进而造成的间接生产生活支出甚至要高于直接的医疗支出。另外，由于环境污染和人口结构老龄化的影响，预计慢性阻塞性肺疾病造成的负担在未来几十年还会持续增加。

慢性阻塞性肺疾病作为一种慢性气道疾病，其实是可以早期预防和治疗的，但是如果任由这种疾病发展到中、晚期再开始治疗，则病情很难再逆转。所以，重视慢性阻塞性肺疾病，积极预防和尽早开始治疗，不管是对患者个人还是家庭，甚至社会，都是非常有必要的。

Q: 慢性阻塞性肺疾病有哪些表现？

慢性阻塞性肺疾病最常见的表现是慢性咳嗽、咳痰、气短。慢性阻塞性肺疾病的咳嗽可以是持续存在的，也可以是间断出现的。一般来说，患者秋冬季或者受凉、感冒时咳嗽症状会比较明显，有些时候甚至可以连续咳嗽 3 个月以上，有些患者咳嗽时还会伴有喘息。大部分慢性阻塞性肺疾病患者咳嗽的同时也会有咳痰。痰一般是白色黏稠的，如果同时合并了细菌感染可能会出现黄痰，有些患者甚至会出现绿色痰或者痰里面带血丝。

除了咳嗽和咳痰，慢性阻塞性肺疾病的另一个常见表现就是气短。和咳嗽不同，气短症状一般持续存在，并且会逐渐加重。刚开始时可能是在重体力活动或者运动时出现气短、呼吸困难，后面随着病情逐渐进展，在日常活动或者休息时也会出现，这时往往提示肺功能已经受到了严重的影响。大部分患者是先有咳嗽、咳痰，后面慢慢出现气短，但是也有一些患者没有明显的咳嗽、咳痰，直接出现逐渐加重的气短症状。

慢阻肺和哮喘的防与治 ▶▶▶

Q: 患者为什么会出现咳嗽、咳痰、气短症状？

通过前面的介绍我们已经知道，慢性阻塞性肺疾病是因为长期接触烟雾粉尘等有害气体，导致气道出现了慢性炎症。这种慢性炎症会使血液中的炎性细胞聚集在肺部，分泌出各种各样的炎性因子，这些炎性因子会刺激气道，导致气道痉挛收缩，从而出现咳嗽表现。另外，炎症还会使小气道和黏液腺、杯状细胞分泌过多黏液，使我们出现咳痰症状。不仅如此，长期存在的炎症还会导致小气道出现管壁增厚、管腔狭窄的结构改变，从而出现气短的症状。

Q: 慢性阻塞性肺疾病急性加重期的症状有哪些？

慢性阻塞性肺疾病的急性加重指的是 14 天内以呼吸困难和 / 或咳嗽、咳痰加重为特征的事件，通常与感染、空气污染或其他肺部损伤引起的局部和全身炎症增加有关。急性加重期最典型的表现是咳嗽加剧，痰量增多和 / 或痰液变成脓性，气短和呼吸困难的症状也比平时有明显的加重，有些患者甚至出现发热，这种症状可以持续几天或者几个星期。除了前面说到的典型表现，慢性阻塞性肺疾病急性加重还可能存在一些非特异的症状，如心跳加快、呼吸急促、全身不舒服、失眠、易疲乏、瞌睡、抑郁等。

慢性阻塞性肺疾病急性加重时需要对平时的用药进行调整才能改善，因此出现上述急性加重症状时，一定要及时到医院就诊。

8

Q: 哪些信号预示着慢性阻塞性肺疾病病情加重?

慢性阻塞性肺疾病的病情加重有两种情况。一种情况是前面提到的急性加重,即原本就存在的咳嗽、咳痰、气短症状在短期内迅速恶化。这种情况是比较容易被患者注意到的,应及时到医院就诊。

还有一种情况是缓慢加重,随着年龄的增长,肺功能逐渐下降,这是衰老的自然趋势,而慢性阻塞性肺疾病会加速肺功能的下降,使下降速度超过正常衰老的速度,但因为这种下降是逐年累月渐渐发生的,所以在早期很容易被忽略,而当患者发现自己的活动耐量明显不如以前,或者明显比同龄人差时,肺功能的恶化程度往往已经非常严重了。因此,对于慢性阻塞性肺疾病患者,定期复查肺功能是十分必要的,可以帮助我们尽早发现这种隐匿的病情加重。

Q: 慢性阻塞性肺疾病患者会咯血吗?

大部分情况下,慢性阻塞性肺疾病患者是不会咯血的。

但在慢性阻塞性肺疾病患者咳嗽比较剧烈的时候,可能会因为咳破气道黏膜的毛细血管而出现痰中带血丝的情况。

另外,慢性阻塞性肺疾病患者容易合并肺部感染,有些特殊的细菌感染(如肺炎克雷伯菌感染)可能会出现咯血的表现。

除此以外,慢性阻塞性肺疾病患者还可能合并其他的肺部疾病,如肺结核、支气管扩张、肺栓塞等,而这些疾病常常会有咯血的表现,有时候甚至会出现大咯血而危及生命。

需要注意的是，慢性阻塞性肺疾病患者因为长期接触烟雾粉尘等有害气体，本身就是肺癌的高危人群，而咯血也是肺癌的常见症状之一。

因此，如果慢性阻塞性肺疾病患者出现咯血，一定要到医院接受系统检查，明确咯血原因，及时得到相应的治疗，避免发生更严重的后果。

第二节

检查与诊断

Q: **什么情况下要警惕自己可能患有慢性阻塞性肺疾病?**

慢性阻塞性肺疾病通常发生在中老年人群中，如果您年龄超过 40 岁，并且出现以下情况中的一种或者几种，就要警惕自己可能患有慢性阻塞性肺疾病，需要到医院找呼吸科医生做进一步的检查。这些情况包括:

（1）持续存在的气短，活动的时候气短加重，并且气短的严重程度逐年加剧。

（2）慢性咳嗽，可以持续存在，也可以间歇出现，可能伴有慢性咳痰和反复的气短。

（3）有长期大量吸烟史，或者长期接触烹饪或取暖燃料产生的烟雾，或者长期接触粉尘、蒸汽、有毒的气体和其他化学物质。

（4）有慢性阻塞性肺疾病的家族史，或者出生体重低下，或者儿童时期曾有反复的感冒、支气管炎或者肺炎等呼吸道感染史。

Q: **慢性阻塞性肺疾病需要做哪些检查?**

慢性阻塞性肺疾病最重要的检查是肺功能检查，这是测量气流受限最客观的方法，而且是一种无创检查，操作容易、重复性好，是确诊慢性阻塞性肺疾病的金标准，并且可以帮助判断病情的严重程度。

除了肺功能检查以外，为了确定是否存在其他疾病的可能，以及帮助制订更适合的治疗方案，呼吸科医生还会为慢性阻塞性肺疾病患者进行抽血化验及胸部 X 线或者胸部 CT 的检查。在慢性阻塞性肺疾病急性加重时，医生可能还会建议完善痰培养及气管镜检查，目的是帮助确定导致急性加重的病原体，从而可以应用更有针对性的抗感染药物，加快病情改善的速度。

Q: 怎样确诊慢性阻塞性肺疾病？

慢性阻塞性肺疾病的诊断是一种综合性诊断。对于怀疑有慢性阻塞性肺疾病的患者，呼吸科医生会从危险因素、临床表现、辅助检查等方面进行综合评估和判断，然后才能做出慢性阻塞性肺疾病的诊断。

危险因素方面，主要包括吸烟史、家庭烹饪和取暖燃料产生的烟雾的接触史、职业粉尘烟雾以及化学制剂等有毒刺激物的接触史，还有患者自身存在遗传因素或者先天肺部发育异常的情况。

临床表现方面，主要是指反复出现或者持续存在的慢性咳嗽、咳痰、气短。

辅助检查方面，最有确诊意义的检查是肺功能测定，如果一秒率（FEV_1/FVC）< 70%，需要进一步完善支气管舒张试验，如果吸入支气管舒张剂后 FEV_1/FVC 仍< 70%，说明存在持续的气流受限。

如果患者同时存在上述三个方面的异常，而且能够排除其他疾病的干扰，那么就可以确诊慢性阻塞性肺疾病。

慢性阻塞性肺疾病根据严重程度分为几级？

慢性阻塞性肺疾病的严重程度有 3 种分级方法。

（1）根据气流受限的严重程度分级：这种方法通过检查肺功能来进行分级，分级的指标是使用支气管舒张剂后的一秒用力呼气容积（简称 FEV_1）占预计值的百分比，$FEV_1 \geqslant 80\%$ 预计值为轻度，$50\% \leqslant FEV_1 < 80\%$ 预计值为中度，$30\% \leqslant FEV_1 < 50\%$ 预计值为重度，$FEV_1 < 30\%$ 预计值为极重度。

（2）根据症状的严重程度分级：这种方法是通过患者对自己症状的主观评价来进行分级，分级依据可以采用改良的英国医学研究委员会呼吸困难问卷（mMRC），如表 1-1 所示；或者采用慢性阻塞性肺疾病评估测试问卷（CAT），如表 1-2 所示。

（3）综合评估：这种方法综合了患者的症状和急性加重史来进行分组，如表 1-3 所示。

表 1-1　改良版英国医学研究委员会呼吸困难问卷（mMRC）

请勾选适合您的情况，只能勾选一处，0～4级		
mMRC 0 级	我仅在费力运动时出现呼吸困难	☐
mMRC 1 级	我平地快步走或步行爬小坡时出现气促	☐
mMRC 2 级	我由于气促，平地行走时比同龄人慢或者需要停下来休息	☐
mMRC 3 级	我在平地走 100 米左右或数分钟后需要停下来喘气	☐
mMRC 4 级	我因严重呼吸困难以至于不能离开家，或者在穿衣服或脱衣服时出现呼吸困难	☐

表1-2　慢性阻塞性肺疾病评估测试问卷（CAT）

对于下面每项，请在最符合您当前情况的格子里标记"√"并打分，每个问题只能勾选一项			
举例：我很快乐	0 1 2 3 4 5	我很悲伤　　√	2分
我从不咳嗽	0 1 2 3 4 5	我总是咳嗽	
我肺里一点痰没有	0 1 2 3 4 5	我肺里都是痰	
我一点也没有胸闷的感觉	0 1 2 3 4 5	我有很严重的胸闷感觉	
当我爬山或爬一层楼梯时，我并没有感觉喘不上气来	0 1 2 3 4 5	当我爬山或爬一层楼梯时，我感觉喘不上气来	
我在家里任何活动都不受影响	0 1 2 3 4 5	我在家里活动都受限	
尽管我有肺病，但是我还是有信心外出活动	0 1 2 3 4 5	因为我有肺病，我完全没有信心外出活动	
我睡得很好	0 1 2 3 4 5	因为肺病，我睡得不好	
我精力旺盛	0 1 2 3 4 5	我一点精力都没有	

注：CAT 总分分值范围 0～40分；0～10分，轻微影响；11～20分，中等影响；21～30分，严重影响；31～40分，非常严重影响。

表1-3　ABE评估工具

≥2次/年中度急性加重或≥1次/年住院事件	E	
0 或 1 次/年中度急性加重（无住院事件）	A	B
	mMRC 0～1 CAT < 10	mMRC ≥ 2 CAT ≥ 10
	症状	

Q: 肺功能检查报告单上的指标各有什么意义？

肺功能检查报告单上有很多很复杂的项目，对于慢性阻塞性肺疾病的患者来说，其中最重要的项目有以下几个。

（1）一秒率（FEV_1/FVC）：这是用于确诊慢性阻塞性肺疾病的最重要的指标，如果在吸入支气管舒张剂以后 FEV_1/FVC 小于70%，才能考虑慢性阻塞性肺疾病的诊断。

（2）第 1 秒用力呼气容积（FEV_1）：这是用于判断慢性阻塞性肺疾病严重程度的指标，吸入支气管舒张剂后的 FEV_1 占预计值的百分比越低，说明病情越严重。

（3）残总气量百分比（RV/TLC）：RV/TLC 越高，说明肺气肿越严重。

（4）肺一氧化碳弥散量（D_LCO）：用于评估肺泡内的气体从肺泡向毛细血管扩散到血液并与血红蛋白结合的能力。慢性阻塞性肺疾病患者如果 $D_LCO < 70\%$ 预计值，提示可能合并肺间质性异常，这类患者病情进展速度可能更快。

Q: 应该间隔多长时间做一次肺功能测定？

前面已经提到，肺功能测定对于慢性阻塞性肺疾病的诊断、严重程度的分级有着重要作用，那么，我们应该间隔多长时间做一次肺功能测定呢？这个间隔时间其实并不是固定的，而是因人而异。如果是刚刚确诊慢性阻塞性肺疾病的患者，那么一般建议每隔 3 个月左右做一次肺功能测定，这是因为医生需要根据肺功能的变化情况对治疗进行相应的调整。如果是已经确诊慢性阻塞性肺疾病很长时间，并且一直规范治疗、病情相对稳定的患者，可以每隔半年到 1 年做一次肺功能测定。但如果患者经常出现急性加重，那么就需要根据发作的频率，相应调整肺功能测定的时间间隔。

Q: 慢性阻塞性肺疾病患者需要做胸部 CT 检查吗？

慢性阻塞性肺疾病的确诊是不需要通过胸部 CT 检查来确定的，所以慢性阻塞性肺疾病患者做胸部 CT 检查不是必需的。但是胸部 CT 检查可以帮助医生判断慢性阻塞性肺疾病患者是否存在一些相关的并发症或合并症。

慢性阻塞性肺疾病本身引起的胸部 CT 改变主要是肺气肿和慢性支气管炎的表现。

另外，许多慢性阻塞性肺疾病患者可能会合并其他一些肺部疾病，比如支气管扩张、肺纤维化、肺癌等，这些疾病也是需要通过完善胸部 CT 检查来发现的。

Q: 为什么查血浆 D- 二聚体？

慢性阻塞性肺疾病患者因为血液黏滞度高，再加上平时活动量小，所以很容易发生血栓。尤其是经常卧床或者久坐的患者，如果出现单侧下肢水肿，就需要小心有可能是下肢静脉形成了血栓。血浆 D- 二聚体检查是初步识别体内是否存在血栓的最简单的方法。如果血浆 D- 二聚体正常，那么血栓的可能性微乎其微。

但是如果血浆 D- 二聚体升高，再加上单侧下肢水肿，那么就要高度怀疑下肢静脉有血栓形成，这时候就需要做下肢静脉彩超来进一步确定。若出现下肢静脉血栓，是需要高度重视的。因为下肢静脉血栓不仅可以导致下肢肿胀、疼痛，更重要的是这些血栓有可能从下肢静脉壁上脱落，然后随着血流到达肺部，堵塞肺动脉，形成肺栓塞，轻者导致患者的憋气症状加重，重者可危及生命，甚至出现猝死。所以，早期发现下肢静脉血栓、及时就医，是非常必要的。

Q: 为什么要查血 BNP 或 NT-proBNP 水平？

血脑钠肽（BNP）或氨基末端 pro 脑钠肽（NT-proBNP）是反应心功能的指标，如果这项指标升高，通常提示患者出现了心衰。慢性阻塞性肺疾病患者发展为肺源性心脏病甚至右心衰竭时，除了出现双下肢水肿，还可能出现颈静脉怒张、肝大、肝颈静脉反流阳性等体征，医生会建议查血 BNP 或者 NT-proBNP。

第三节

疾病治疗

Q: 慢性阻塞性肺疾病的治疗目标是什么?

慢性阻塞性肺疾病的治疗目标,归纳起来主要有两个:达到最佳当前控制和降低未来风险。最佳当前控制,指的就是通过药物以及非药物的手段,尽量减轻患者目前已经存在的咳嗽、咳痰、喘息等症状,尽可能提高患者对于活动的耐受能力,改善健康状况和自理能力,从而提高患者的生活质量。降低未来风险,主要包括尽量减缓或遏制因为慢性阻塞性肺疾病导致的肺功能逐渐恶化,并且预防再次出现急性加重、降低急性加重的严重程度,最终延长患者的寿命,避免因为慢性阻塞性肺疾病导致的早亡。

Q: 得了慢性阻塞性肺疾病用什么药好?

慢性阻塞性肺疾病最基本、最安全、最常应用的药物不是口服药,而是吸入药物,这些吸入药物主要包括以下两类。

(1)吸入用支气管舒张剂:支气管舒张剂是慢性阻塞性肺疾病的基础治疗药物,也是一线治疗药物。支气管舒张剂通过松弛气道平滑肌、扩张支气管,从而改善气流受限、减轻慢性阻塞性肺疾病症状。这类药物主要包括两种类型：一种是短期按需应用，用来暂时缓解症状；一种是长期规律应用，以达到控制日常症状、提高生活质量、延缓病情进展并减少急性加重发生的目标。

（2）吸入用糖皮质激素（简称激素）：因为激素的不良反应广为人知，所以好多患者都谈激素色变，对使用激素有很大的抵触心理。但事实上，吸入用激素主要在肺的局部起作用，进入血液的量微乎其微，因此发生肥胖、高血压、高血糖、骨质疏松等不良反应的概率非常低。当然慢性阻塞性肺疾病的治疗主要还是吸入支气管舒张剂，吸入激素不是必选项目，但如果存在以下三种情况，推荐加用吸入激素治疗：①有慢性阻塞性肺疾病急性加重住院史和 / 或 ≥ 2 次 / 年中度急性加重；②外周血嗜酸性粒细胞计数 ≥ 300 个 / 微克；③合并支气管哮喘或具备哮喘特征。具有以上三种特征之一的慢性阻塞性肺疾病患者，在吸入支气管舒张剂的基础上加用吸入激素的治疗，会产生 1+1 > 2 的效果，更有利于改善患者的肺功能、健康情况，以及减少急性加重的风险。

除了吸入药物以外，对于一些特定的慢性阻塞性肺疾病患者，医生还会加用一些口服药物进行辅助，如化痰药、茶碱类药物、免疫调节剂等，以达到更好地改善症状的目标。

Q: 慢性阻塞性肺疾病患者需要终身用药吗？

慢性阻塞性肺疾病是一种慢性疾病，而且随着时间的推移和患者年龄增大，慢性阻塞性肺疾病所造成的肺功能下降也会逐渐加重，在这个过程中如果出现急性加重，那么急性加重所造成的肺功能急速恶化，再恢复到缓解期也很难再恢复到急性加重前的状态。所以，慢性阻塞性肺疾病患者是需要终身用药的，用药的目的不仅仅在于改善当前的症状，更重要的是尽量减缓肺功能的下降速度，减少急性加重的发作次数。

慢性阻塞性肺疾病对患者造成的损害是不可逆的，目前医学上还没有办法完全治愈慢性阻塞性肺疾病。不过，这里所说的终身用药，是前面刚刚提到过的吸入支气管舒张剂，至于口服药物，一般是不需要长期应用的。

Q: 慢性阻塞性肺疾病患者常用的吸入制剂有哪几种？

慢性阻塞性肺疾病常用的吸入药物包括吸入用支气管舒张剂和吸入激素（简称 ICS）两大类。其中吸入用支气管舒张剂又可以细分为长效 M 受体阻滞剂（LAMA）、短效 M 受体阻滞剂（SAMA）、长效 β 受体激动剂（LABA）、短效 β 受体激动剂（SABA）。

SAMA 和 SABA 因为起效快（用药后 5 分钟起效）、药效持续时间短（约 4 ～ 6 小时），所以一般用在急性加重期快速缓解症状。慢性阻塞性肺疾病长期治疗应用最多的是 LAMA 和 LABA。其中，LAMA 是基础用药，如果平时气短症状比较严重，医生会建议使用 LAMA 联合 LABA 治疗，如果具备前文所述的吸入激素使用指征，还会建议加上吸入激素治疗。

吸入药物可以通过雾化、干粉或者软雾的方式吸入到肺部。现在市面上已经有各种各样预充好的吸入装置，有单药的，也有联合药的（例如，LAMA 联合 LABA、LABA 联合 ICS、LAMA 联合 LABA 联合 ICS）。

Q: 如何正确有效地使用吸入剂？

要达到正确有效地使用吸入剂的目的，首先，我们要在医生的指导下选择适合自己病情的吸入药物和装置；其次，我们要遵医嘱坚持用药、正确操作药物装置；再次，在用药治疗过程中还要定期复诊，请医生评估用药的效果和病情控制情况，根据病情变化调整药物方案。

目前市面上有各种各样的吸入装置，不同的装置具体操作方式略有不同，但是使用这些装置有一些共同的注意事项。

（1）在吸入药物之前，先缓慢地、深深地呼气，尽可能呼出肺里面的全部气体，但是要注意不要对着吸嘴呼气，否则药物会受潮，影响吸入效果。

（2）吸入的时候用嘴唇紧紧包住吸嘴，用力深吸、长吸，一口气均匀平稳地吸入药物，避免快速或断续地猛吸，这样可以使药物有充分的时间到达肺部并均匀地沉积在肺组织，吸入时要注意保持上半身直立，可以稍稍仰头，这样可以更好地打开气道，让药物顺利吸入。

（3）吸气结束后，马上将吸嘴移开嘴部，避免药物受潮，吸完之后屏气 5 ～ 10 秒，再缓慢恢复呼吸。如果吸入药物中含有激素，吸入之后必须要漱口，深漱口 5 遍，漱口水吐出，这样可以避免刺激性咳嗽，以及因为部分药物停留在口腔和咽喉部引起黏膜溃疡、真菌感染、声音嘶哑等不良反应。

（4）用干净的纸巾擦拭吸嘴，不能用水或其他液体擦拭吸嘴，以防药物受潮。

Q: 咳痰症状明显好转，是否要继续用化痰药？

化痰药一般是用在慢性阻塞性肺疾病急性加重期咳痰多、痰液黏稠不易咳出时，化痰药可以帮助稀释痰液，有利于痰液咳出。慢性阻塞性肺疾病的长期维持治疗不包括化痰药物。所以，如果慢性阻塞性肺疾病患者咳痰症状明显好转，痰液很少且稀薄，容易咳出，或者基本没有什么痰液，一般不需要继续应用化痰药物。

不过有些时候，医生会建议患者长期服用一些化痰药物，如羧甲司坦、厄多司坦、乙酰半胱氨酸等，这是因为这些药物除了化痰，还有抗氧化作用，可以帮助减少病情急性加重的发生，改善患者的健康状况。然而，这种抗氧化作用不是对每个患者都有效，究竟哪些患者适合抗氧化治疗，抗氧化的具体用药剂量和疗程应该如何，目前医学上还没有确切结论，有待于进一步研究确定。

Q: 不缺氧也必须要吸氧吗？

不是所有慢性阻塞性肺疾病患者都需要吸氧。如果慢性阻塞性肺疾病病情稳定，并且静息状态下不缺氧，只是在运动时出现血氧下降，不需要长期吸氧治疗，因为对于这些患者，长期吸氧并不会改善健康状况和肺功能情况，也不会减少住院时间或者延长生存期。不过这种情况也因人而异，如果患者气短症状明显，严重影响日常生活，也可以适当吸氧，如果患者在静息状态下就存在严重缺氧，是需要长期氧疗的。

那么，应该怎么判断是否需要长期氧疗呢？最准确的方法是抽动脉血做血气分析，如果动脉血氧分压小于 55 mmHg 或者血氧饱和度小于 88%；或者是动脉血氧分压虽然大于 55 mmHg 但是小于 60 mmHg，并且伴有右心衰竭或者红细胞增多，这时候就需要进行吸氧治疗了。

Q: 吸氧时为什么要选低流量？

慢性阻塞性肺疾病患者在进行吸氧治疗时，吸氧浓度也不是越高越好，而是应该保持低流量吸氧。尤其是合并二氧化碳潴留（即动脉血二氧化碳分压大于 50 mmHg）的患者，其呼吸中枢对二氧化碳反应较迟钝，呼吸调节主要依靠机体低氧状态对外周化学感受器的刺激来维持，高流量吸氧会导致缺氧反射性刺激呼吸中枢的作用消失，导致二氧化碳潴留更加严重，严重者甚至因为肺性脑病出现烦躁、嗜睡甚至昏迷，威胁生命。

慢性阻塞性肺疾病患者氧疗的目标是保持氧饱和度在 88%～92%。那么，怎么知道吸氧达没达到目标呢？显然，患者平常在家里，是没有办法抽动脉血做血气分析的，天天跑医院抽血也不现实。不过现在市面上有可以通过皮肤监测氧饱和度的小型血氧监测仪，也就是医生常说的"指脉氧仪"，患者可以在家里备一个，吸氧的时候夹在手指上，就可以监测氧饱和度。通常情况下，吸入氧流量为 1～3 升，一定要保持氧饱和度在 88%～92%，不要过低或过高。

Q: 什么情况下需要使用无创呼吸机？

慢性阻塞性肺疾病患者使用无创呼吸机主要有以下两种情况。

（1）慢性阻塞性肺疾病急性加重期：有些慢性阻塞性肺疾病患者在急性加重时，因为病情急速恶化，可能出现严重的呼吸衰竭，甚至伴随二氧化碳的潴留，这时候医生除了给患者进行药物治疗以外，会根据情况给予无创呼吸机治疗，以帮助患者尽快地缓解呼吸衰竭情况，平安地渡过危险期。等病情急性加重缓解以后恢复到稳定期，如果患者不再有呼吸衰竭或者二氧化碳潴留的情况，那么就可以恢复平时的基础用药，不必继续使用无创呼吸机了。

（2）慢性阻塞性肺疾病稳定期：有些重度慢性阻塞性肺疾病患者，因为肺功能严重受损，即使在稳定期，也持续存在明显的二氧化碳潴留。对于这些患者，建议平时在家里也要间断地应用无创呼吸机治疗，一是可以帮助患者缓解呼吸困难的症状，减轻二氧化碳潴留；二是在使用无创呼吸机时也可以使呼吸相关的肌肉，尤其是膈肌得到休息。膈肌经过充分休息就会变得有力，这样在不戴呼吸机时呼吸的力气也会更大，呼吸困难的症状也会有所缓解。这就好像一个人不能一天 24 小时不间断地练肌肉，只有让肌肉得到充分休息，才能恢复力气，否则长期肌肉疲劳力气反而会越来越小。

除了上述情况以外，如果慢性阻塞性肺疾病的患者同时合并睡眠呼吸暂停综合征，那么医生也有可能会建议使用无创呼吸机治疗。

Q: 使用无创呼吸机时需要注意什么?

慢性阻塞性肺疾病患者在使用无创呼吸机时一定要在医生的指导下。因为无创呼吸机有不同的模式和参数,根据患者病情需要的不同,呼吸机的参数也会不同。所以在最开始应用时,一定要请医生根据患者自身的具体病情进行调整,设置最适合实际病情的呼吸机模式和参数。在使用期间也要定期去医院随访,请医生根据病情的变化情况相应调整呼吸机的参数。

在使用期间一定要注意定期对呼吸机管路、面罩、湿化器等部件进行清洗维护,避免因为细菌或真菌定植导致肺部感染的发生。

另外,痰多的患者是不适合使用无创呼吸机,会导致痰液流向气道远端,或者越吹越黏而难以咳出,这对于控制肺部感染是十分不利的。但如果是无法脱离无创呼吸机的极重度慢性阻塞性肺疾病患者出现痰多的情况,可以同时辅以吸入化痰药物,协助痰液排出。不过,如果出现痰液增多,还是建议及时就诊,请医生帮助调整治疗方案。

除此以外,需要使用无创呼吸机的慢性阻塞性肺疾病患者常常伴有缺氧,而我们目前常用的家用无创呼吸机只能提供压力支持,对改善缺氧效果有限。因此,这类患者在使用无创呼吸机时,通常需要配合使用家庭制氧机。

第四节

共存病

Q: 慢性阻塞性肺疾病有哪些共存病?

慢性阻塞性肺疾病的共存病主要有慢性呼吸衰竭、自发性气胸、慢性肺源性心脏病。

（1）慢性呼吸衰竭：慢性阻塞性肺疾病患者持续存在气流受限，严重时会出现"缺氧"，也就是医生所说的动脉血氧分压降低，当动脉血氧分压降低到一定程度（小于 60 mmHg），就会出现呼吸衰竭。除了缺氧，重度慢性阻塞性肺疾病患者还常常合并二氧化碳潴留，这是因为气流受限导致了呼气困难，二氧化碳无法有效地排出，从而在体内蓄积。低氧合并二氧化碳升高的呼吸衰竭称为 2 型呼吸衰竭，这种呼吸衰竭比单纯低氧的呼吸衰竭（也叫 1 型呼吸衰竭）危害更大，可能导致患者出现肺性脑病，陷入昏迷。

（2）自发性气胸：容易发生在合并肺气肿、肺大疱的慢性阻塞性肺疾病患者中，由于肺气肿或者肺大疱破裂，肺内的气体泄漏到胸腔中，进而压迫肺组织，导致患者呼吸困难突然加重，严重者甚至可能危及生命。

（3）慢性肺源性心脏病：慢性阻塞性肺疾病患者如果长期处

于缺氧状态，会导致肺部血管收缩和重塑，进而加重心脏负担，尤其是右心的负担，右心在长期高负荷工作下会逐渐引起右心室肥厚和扩张，出现慢性肺源性心脏病，最终出现右心功能不全，甚至右心衰竭。

Q: 慢性阻塞性肺疾病与肺气肿因果关系是怎样的？

慢性阻塞性肺疾病和肺气肿是两种疾病，二者之间有一定区别，也有相应联系。慢性阻塞性肺疾病是因为慢性气道炎症导致了气流受限，而肺气肿是由于各种原因导致肺泡壁损伤、结构破坏、融合进而造成了肺泡的异常扩大，这种损伤是不可逆转的。

长期接触烟雾粉尘的人，由于有害颗粒损伤小气道和肺泡，可能先出现肺气肿的表现，但是因为人体肺部有强大的代偿功能，轻度肺气肿并不会影响肺功能，随着接触这些有害物质的时间越来越长，肺气肿越来越重，超出了肺部的代偿能力，就会影响到肺功能，出现不可逆的气流受限，这时候就发展成慢性阻塞性肺疾病。

当然，也有一部分人的肺气肿是由别的原因（比如先天因素或者其他疾病）导致的。

Q: 患者一般什么时候出现呼吸衰竭？

呼吸衰竭常常在慢性阻塞性肺疾病急性加重时出现，使慢性阻塞性肺疾病患者发生明显加重的呼吸困难、口唇发绀，如果合并二氧化碳潴留，还会出现烦躁，继而嗜睡，最终昏迷（肺性脑病的表现）。所以，当出现慢性阻塞性肺疾病急性加重时，一定要及时到医院就诊，避免进展为严重的呼吸衰竭，否则就不是简单使用药物可以解决的了，而是需要呼吸机治疗了。

另外，晚期慢性阻塞性肺疾病患者因为肺部病变过于严重，即使在稳定期也可能持续存在呼吸衰竭，对于这部分患者，除了常规的药物治疗外，还需要长期家庭氧疗，甚至应用家用呼吸机治疗。

Q: 呼吸衰竭是可以避免的吗？

从前面部分的讲述中我们可以发现，呼吸衰竭共存病并不是一开始就存在的，而是随着慢性阻塞性肺疾病反复的急性加重和肺功能逐渐恶化到一定程度才出现的。慢性阻塞性肺疾病患者的呼吸衰竭可以通过采取积极的手段进行干预，为了防止呼吸衰竭的出现，我们需要提高对慢性阻塞性肺疾病的重视，在疾病早期就采取积极的治疗措施，及时遏制慢性阻塞性肺疾病的恶化步伐，避免急性加重的反复发生，从而获得一个良好的、接近正常人的生活质量。

Q: 患者一定会出现慢性肺源性心脏病吗？

得了慢性阻塞性肺疾病不一定会出现慢性肺源性心脏病。慢性肺源性心脏病的发生主要是因为肺动脉高压导致了右心负荷的增加，而慢性阻塞性肺疾病引起肺动脉高压主要是由于以下两点：

（1）持续慢性缺氧导致肺动脉收缩和重塑。

（2）肺气肿肺泡壁破坏导致肺血管床减少。

右心在长期高负荷下工作，逐渐出现右心室壁肥厚和右心室扩大，最终出现右心功能不全。如果我们在得了慢性阻塞性肺疾病的早期就开始积极治疗，防止持续缺氧的出现，制止肺气肿的加重，尽量避免肺动脉高压的出现，就能在很大程度上预防慢性肺源性心脏病的发生。

Q: 患者颈部静脉会鼓起来，这是怎么回事？

慢性阻塞性肺疾病患者颈部静脉鼓起来，这在医学上称为颈静脉怒张，一般表示出现了慢性肺源性心脏病右心功能不全。正常情况下，我们全身各器官的静脉逐渐汇集成上下腔静脉，最终流回右心房，然后到达右心室，之后右心室再把这些静脉血输送到肺部进行气体交换，携带上氧气、排出二氧化碳，从而使静脉血变成动脉血，回到左心房，进入左心室，再被左心室泵出，为全身各器官提供氧气、回收二氧化碳。当右心功能不全时，静脉血无法顺畅地流回到右心，就会在回到右心的通道也就是各个静脉里淤积，这样就会导致静脉内压力增高，出现静脉和器官淤血的表现，例如，颈静脉怒张、下肢凹陷性水肿（腿肿）、胃肠道淤血（食欲不好、恶心）、肝肿大（右上腹压痛）等。

Q: 突然出现呼吸困难，要考虑哪些情况？

慢性阻塞性肺疾病患者突然出现呼吸困难，有下面 3 种可能。

（1）慢性阻塞性肺疾病出现急性加重，这时除了呼吸困难，还会伴有比平时加重的咳嗽、咳痰，有些患者还可能会有发热。

（2）出现自发性气胸，这种情况引起的呼吸困难一般出现得非常突然，甚至一下子出现特别严重的呼吸困难，有时候还会有胸痛。

（3）合并急性肺栓塞，这种情况常常在前期会有单侧下肢水肿，呼吸困难的程度轻重不一，轻者是活动后明显，重者静息状态下就很明显，更有甚者会突然出现严重的低血压和意识丧失，危及生命。

因此，慢性阻塞性肺疾病患者突然出现呼吸困难的时候，一定要立即就医，接受专业的诊疗，避免更加严重的后果发生。

Q: 慢性阻塞性肺疾病会转为肺癌吗？

慢性阻塞性肺疾病和肺癌是两种不同的疾病，慢性阻塞性肺疾病不会转为肺癌。但是，得了慢性阻塞性肺疾病的患者发生肺癌的概率相对较高，是肺功能正常人群的 3 ～ 6 倍。这是因为慢性阻塞性肺疾病和肺癌有相同的危险因素，如吸烟、接触有害气体粉尘等。同理，得了肺癌的患者慢性阻塞性肺疾病的发病率也相对升高。

因此，已经罹患慢性阻塞性肺疾病的患者，有必要定期进行胸部 CT 的检查，以便于早期发现肺癌，及时采取相应治疗，延长生存期。同样，已经确诊肺癌的患者，也建议完善肺功能检查，以便于发现可能合并的慢性阻塞性肺疾病，并采取相应治疗，改善生活质量。

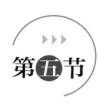

第五节

疾病预后

Q: 得了慢性阻塞性肺疾病会影响寿命吗？

得了慢性阻塞性肺疾病以后，如果不好好治疗，疾病肯定会逐渐进展，并且伴随反复的急性加重以及反复感染，最终出现呼吸衰竭、肺源性心脏病和心功能衰竭，危及生命，这种情况是肯定会影响寿命的。但是，如果在疾病早期就积极地进行干预治疗，完全可以控制病情的进展，避免急性加重发生，即使是重症患者，通过科学、规范治疗，也可以延缓病情进展，避免因为慢性阻塞性肺疾病而导致死亡。所以，重视慢性阻塞性肺疾病，早期发现，合理治疗，是不会影响我们的寿命的。

Q: 慢性阻塞性肺疾病能治好吗？

慢性阻塞性肺疾病的发生是因为持续的慢性气道炎症导致了气流受限，从而出现了肺功能下降，而且这种肺部损伤是不可逆的，并且随着年龄的增长肺功能还会持续下降，目前还没有办法完全治愈慢性阻塞性肺疾病。医生采取的所有治疗措施都是为了尽可能地缓解症状、改善生活质量，同时尽量减缓肺功能下降速度、减少急性加重的发生次数。

尽管无法治愈，但这并不意味着慢性阻塞性肺疾病就是"绝症"，因为通过规范的手段，慢性阻塞性肺疾病是可防可控的，尤其是轻中度的慢性阻塞性肺疾病患者，经过合理用药、积极治疗，是可以进行正常生活和工作的。即使是重症的患者，通过有效的综合措施干预，也能够获得一个良好的生活质量。所以，我们要有信心，好好听医生的话，一定能控制慢性阻塞性肺疾病！

Q: 慢性阻塞性肺疾病能自愈吗？

慢性阻塞性肺疾病不能自愈！因为导致慢性阻塞性肺疾病的气道炎症是慢性的、持续存在的，所以对气道和肺部损伤也是会持续存在。如果不给予及时的治疗，持续存在的气道和肺部损伤会导致肺部的结构逐渐发生变化，进而使肺功能越来越差，患者会感到咳嗽、咳痰、呼吸困难的症状越来越重，急性发作的次数越来越频繁，最终出现呼吸衰竭和心力衰竭，危及生命。

所以，一旦怀疑自己得了慢性阻塞性肺疾病，就一定要及时就医，规律治疗，好好控制病情。妄想不用药等待慢性阻塞性肺疾病自愈是非常错误的决定，终会导致不可挽回的恶果。

Q: 不抽烟了，为什么病还不能好呢？

吸烟是导致慢性阻塞性肺疾病最常见的原因，戒烟是治疗慢性阻塞性肺疾病的第一步。但是，戒烟之前因为慢性气道炎症导致的肺部损伤已经存在，这部分损伤造成的肺部结构改变是不可逆的，不会因为戒烟而完全修复。并且因为吸烟而启动的气道炎症也不会因为戒烟而中断，戒烟以后，这种气道炎症还会持续存在相当长一段时间，对肺部的破坏也会继续发展。这就是戒烟以后慢性阻塞性肺疾病不能完全康复，甚至有些患者还会继续恶化的原因。所以，坚持用药对慢性阻塞性肺疾病的控制非常重要。

当然，这并不意味着戒烟不重要。有些患者可能会觉得，反正戒烟也不会使慢性阻塞性肺疾病痊愈，那就在用药的同时继续吸烟呗！这种想法是绝对错误的！如果不去除吸烟这个诱因，即使规范用药，也会使治疗效果大打折扣。这就和持续漏水的水池难以被灌满是一个道理。

Q: 慢性阻塞性肺疾病会传染吗？

慢性阻塞性肺疾病不是传染病，故不会传染。说到这里，有些患者可能会问：如果慢性阻塞性肺疾病不传染，那为什么自己和周围的老伙伴、老同事都得了慢性阻塞性肺疾病呢？发生这种现象主要还是和慢性阻塞性肺疾病的危险因素有关系。

通过前文已经知道，烟雾粉尘接触是导致慢性阻塞性肺疾病的最常见原因。而在我国吸烟人口众多，尤其是老年男性，许多都有吸烟史，共同罹患慢性阻塞性肺疾病的概率自然也会高，吸烟者的家人由于长期暴露在二手烟的环境中，因此也容易得慢性阻塞性肺疾病。另外，职业粉尘接触也会导致慢性阻塞性肺疾病的发生，高危职业工作者有共同的有害粉尘暴露史，所以也会扎堆儿得病。

但需要注意的是，慢性阻塞性肺疾病虽然不会传染，但是呼吸道感染是慢性阻塞性肺疾病急性加重的最常见诱因，而呼吸道感染是有传染性的。所以，作为慢性阻塞性肺疾病患者，应该尽量远离罹患感冒、肺炎的人。同理，慢性阻塞性肺疾病急性加重时也要注意远离家中其他免疫力低下的老人、孩子，避免将呼吸道感染传染给家人。

Q: 慢性阻塞性肺疾病会遗传给下一代吗？

慢性阻塞性肺疾病不是遗传病，理论上来说，是不会遗传给下一代的。但是，有些存在特殊基因缺陷的人，会比其他人更容易得慢性阻塞性肺疾病。如 α1- 抗胰蛋白酶（AATD）严重遗传性缺乏的人，患慢性阻塞性肺疾病的风险明显升高。不过，这种先天性 α1- 抗胰蛋白酶缺乏大多见于北欧人群，在我国极为罕见。除此以外，编码基质金属蛋白酶 12（MMP-12）和谷胱甘肽 S- 转移酶的基因也和慢性阻塞性肺疾病的发生密切相关。

除了刚刚提到的基因缺陷，在我们普通人中，如果吸烟者不注意对家人的保护，使自己的孩子，尤其是婴幼儿长期处于二手烟的环境中，会影响儿童的肺部发育，导致这些孩子成年后罹患慢性阻塞性肺疾病的风险大大增加。所以，为了自己和家人的健康，请勿吸烟，吸烟者及早戒烟。

Q: 老年人突然戒烟会促进死亡，对吗？

这种说法是错误的。戒烟，不管是什么时候戒烟，对身体都只有好处，没有坏处。

不过，长期大量吸烟的人，在突然戒烟的时候，的确会出现身体不舒服。这是因为吸烟时香烟中的尼古丁可以刺激大脑分泌让人感觉愉悦的多巴胺，而戒烟时，由于没有了新的尼古丁摄入，多巴胺的分泌会减少，使人出现急躁、焦虑、头痛、恶心等不适，这称为戒断反应。

但这些不适都是暂时的，一般可在一两周的时间内慢慢减轻或消失。如果实在耐受不了戒断反应，可以在医生的指导下应用一些药物来帮助度过戒断期。所以，不要再给自己吸烟找借口，赶快戒烟，行动起来吧！

Q: 慢性阻塞性肺疾病可以预防吗?

慢性阻塞性肺疾病是可以预防的，这一点毋庸置疑。为了达到预防慢性阻塞性肺疾病的目的，我们可以从以下五点着手。

（1）戒烟：吸烟是慢性阻塞性肺疾病最常见的危险因素，戒烟，对预防慢性阻塞性肺疾病非常重要。

（2）职业防护：职业粉尘接触是导致慢性阻塞性肺疾病的另一大常见原因，因此，我们要尽量避免在环境恶劣的场所就业，如果实在无法避免，那么就一定要做好职业防护，减少有害粉尘的吸入。

（3）按时接种疫苗：儿童时期反复呼吸道感染也会导致成年后慢性阻塞性肺疾病发生风险大大增加，所以，遵照国家规定进行计划免疫，减少呼吸道感染，也是预防慢性阻塞性肺疾病的重要手段。

（4）优生优育：低体重儿成年后发生慢性阻塞性肺疾病的风险高于正常体重儿，所以，孕妈妈保持孕期健康、按时孕检也是十分关键的。

（5）加强体育锻炼，保持营养饮食，增强个人体质，提高肺部耐受力，也可以帮助我们预防慢性阻塞性肺疾病的发生。

第六节

日常生活调养

Q: 患者需要绝对静养吗?

在慢性阻塞性肺疾病急性加重期,需要遵医嘱进行静养,但是在慢性阻塞性肺疾病稳定期是可以进行运动的。研究显示,体育锻炼对于慢性阻塞性肺疾病的患者是安全的。我们鼓励慢性阻塞性肺疾病患者适当运动。合理的运动可以帮助慢性阻塞性肺疾病患者减缓肺功能恶化趋势,增强活动耐力,提高生活质量,减少共存病,预防和减轻残疾。重症慢性阻塞性肺疾病患者通过规范化的康复运动可以很大程度上达到生活自理,完成穿衣、洗漱、如厕等日常活动,避免发生肌肉萎缩,而肌肉力量的增强对保持肺功能有很大的帮助。

Q: 患者可以选择哪些运动,运动强度如何确定?

慢性阻塞性肺疾病患者在运动时,要结合自己的身体情况,选择适合自己的运动方式。如果身体情况比较好,可以考虑慢跑、登山、骑行等运动。如果身体情况比较差,可以考虑一些比较缓和的运动,如简单的散步。医生通常会推荐胳膊和腿部的有氧运动,但一定要循序渐进,不要超负荷运动。如果肺功能很差,一动就喘，可以一边吸氧一边运动，做一些力所能及的活动，比如，躺在床上活动胳膊腿，然后尝试坐在床边运动，再慢慢过渡到在床边站立、走动，从短距离行走逐渐过渡到长距离行走。

运动的强度可以通过监测运动时候的心跳和呼吸确定，心跳增快最高不超过静息状态下的 1.2 ～ 1.5 倍，呼吸最快不超过每分钟 30 次，如果有血氧监测仪，那么运动中血氧饱和度不要低于 90%。运动时一定要注意防止呼吸道感染，尤其在冬季，坚持锻炼的同时要注意避免受凉，尽量远离人群聚集处。

Q: 平时应如何康复锻炼？

除了上面提到的合理运动，慢性阻塞性肺疾病患者在平时还可以进行一些呼吸锻炼，如腹式呼吸和缩唇呼吸。

腹式呼吸主要锻炼的是膈肌功能，双手放在腹部，吸气时鼓肚子，双手逐渐增加压力，呼气时双手放松，尽量往外吐气。

缩唇呼吸可以帮助改善呼吸肌的功能，首先深吸气，然后嘴唇缩起来，像吹口哨一样缓慢而平稳地呼气，注意呼气的时间尽量长，最好能达到吸气时间的 4 倍。

另外，还可以做一些呼吸瑜伽、呼吸操等，甚至唱歌也能达到一定的呼吸功能锻炼的目的。

Q: 饮食有什么忌口的吗？

（1）从西医的角度来讲，慢性阻塞性肺疾病本身没有特殊需要忌口的食物，但因为慢性阻塞性肺疾病患者常常会存在缺氧问题，所以还是尽量选择一些容易咀嚼、好消化的食物，因为吃东西本身就是一个比较耗氧的过程。

（2）尽量避免生冷、油腻以及辛辣刺激的食物，少吃油炸、腌制和烧烤类食物，否则会加重胃肠道负担。

（3）如果是同时合并过敏性疾病，比如慢性阻塞性肺疾病合并哮喘，要注意避免食用可能导致自己过敏的食物，如对鱼虾过敏的患者，尽量少吃或不吃海鲜等。

（4）如果患者存在明显二氧化碳潴留，应适当控制碳水化合物的摄入，以免产生更多的二氧化碳。

Q: 吃什么可以帮助恢复？

慢性阻塞性肺疾病患者在饮食方面应该尽量选择富有营养、高能量、高蛋白的食物，可以多吃一些富含优质蛋白的瘦肉、鸡蛋、牛奶、鱼类等。

另外，还要注意补充维生素 A、维生素 B、维生素 C、维生素 E、矿物质、膳食纤维和微量元素，适当多吃一些新鲜的蔬菜和水果。平时注意适当晒太阳，促进体内维生素 D 的合成，预防骨质疏松。患者要养成良好的饮食习惯，规律饮食，少食多餐，合理搭配膳食，不要过于单一，保障营养多样化。这些，都是有助于慢性阻塞性肺疾病恢复的。如果条件允许，可以到医院的营养科，请专业的营养医生根据自身的饮食习惯、生活方式、疾病状况、喜好等制订更适合的个体化营养方案。

Q: 日常生活中需要注意什么？

慢性阻塞性肺疾病的治疗是一种综合治疗，除了规范用药、定期复诊，医生还会建议患者进行一些非药物的自我管理，主要包括以下五点。

（1）戒烟，避免接触烟雾粉尘等有害气体。

（2）健康生活，加强营养，规律作息，保证充足睡眠。

（3）适当地进行体育锻炼。

（4）预防感染，流感季节尽量避免到人群聚集的公共场所，避免接触感冒的人，天气变化的时候注意加减衣服。

（5）接种疫苗，建议所有慢性阻塞性肺疾病患者接种流感疫苗（有疫苗禁忌证的不要接种），大于 65 岁的患者或者有严重心肺疾病的年轻患者接种肺炎球菌疫苗（有疫苗禁忌证的不要接种），青春期的时候没有接种过百白破联合疫苗的慢性阻塞性肺疾病患者建议接种百白破联合疫苗（有疫苗禁忌证的不要接种）。

Q: 患者出院后，家属该怎样照护？

慢性阻塞性肺疾病患者大部分是老年人，学习能力和活动能力相对比较差，有些重症患者甚至没有办法做到完全生活自理，这就需要家属多多进行帮助。

作为家属，首先要有信心，慢性阻塞性肺疾病虽然是不可逆的慢性病，但它是可防可控的，家属有信心，才能更好地帮助患者树立战胜疾病的信心。

除了给予积极的心理支持，家属最好学习一些关于慢性阻塞性肺疾病的护理知识；平时注意督促患者规律用药，检查药物装置使用是否正确；监督患者戒烟；加强患者饮食营养；鼓励和协助患者进行适当的体育锻炼。

　　病情严重的患者可能平常在家里需要吸氧，甚至间断应用无创呼吸机，这就要求家属了解氧疗的相关知识，知道氧疗过程中需要关注的监测指标，并且熟悉制氧机或无创呼吸机的清洗维护方法等。

　　相信通过医生、患者及其家属的共同努力，可以为慢性阻塞性肺疾病患者创造出良好的治病养病环境，让慢性阻塞性肺疾病患者能够健康快乐生活。

▶▶▶ 第二章

支气管哮喘

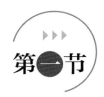

第一节

快速了解支气管哮喘

Q: 什么是支气管哮喘?

支气管哮喘(简称哮喘)是呼吸系统常见病、多发病,是由多种细胞及细胞组分参与的慢性气道炎症性疾病,与接触一些刺激因素(如环境中各种过敏原,物理性、化学性刺激,冷空气,上呼吸道感染、运动等)有关,通常表现为喘息、胸闷、气促和咳嗽,易于夜间或凌晨发作或加重,轻者可自行缓解,多数需要通过治疗缓解,存在气道高反应性和可变的气流受限(肺功能检查可检测到)。这种疾病有时可缺乏喘息、胸闷等典型表现,属不典型哮喘,如咳嗽变异性哮喘、胸闷变异性哮喘等,造成临床诊断的困难。

目前全球约有 3.58 亿支气管哮喘患者,我国支气管哮喘患者约有 4750 万(20 岁以上人群)。这种疾病目前尚不能完全治愈。

Q: 支气管哮喘与过敏性哮喘是什么关系?

过敏性哮喘是支气管哮喘中的重要类型,研究显示成人支气管哮喘中有 50% 以上为过敏性哮喘,而在儿童支气管哮喘中过敏性哮喘比例更高,高达 80% 以上。过敏性哮喘又称为变应性哮喘或特应性哮喘,是由于过敏原引起和触发的哮喘,也称为外源性哮喘。

　　简单地说支气管哮喘包括过敏性哮喘和非过敏性哮喘。过敏性哮喘常合并过敏性鼻炎、过敏性结膜炎、特应性皮炎、湿疹等过敏性疾病。研究调查显示全球约有 4 亿过敏性鼻炎患者，2 亿～ 2.5 亿食物过敏症患者，1.5 亿药物过敏患者等。研究显示不同年龄和性别间过敏性哮喘的患病率存在差异，如女性在 20 ～ 30 岁这个年龄段过敏性和非过敏性哮喘的患病率相当，而女性 30 岁以后非过敏性哮喘更为多见。

Q: 为什么会患支气管哮喘？

　　支气管哮喘的病因复杂，由人体的内部因素和环境的外部因素决定，也就是说先天（胎儿或生命早期）因素、遗传背景及环境变化等是支气管哮喘发作的决定因素。

　　研究显示常见引起支气管哮喘的危险因素有：一级亲属患有过敏性疾病（支气管哮喘、过敏性鼻炎、过敏性结膜炎、花粉症等）、非母乳喂养、肥胖、吸烟、饲养宠物，以及患者本人患有过敏性鼻炎、过敏性结膜炎、荨麻疹、皮肤湿疹等。

　　诱发支气管哮喘的过敏原多达数百种，新的过敏原也在陆续被发现，通过各种检测手段查明过敏原非常重要，可为后续清除、阻断和躲避过敏原（是有效控制支气管哮喘的治疗措施之一）做好准备，甚至为后续脱敏治疗提供可行的方案。

Q: 哪些人容易得支气管哮喘？

　　支气管哮喘是具有多基因遗传倾向的疾病，疾病最终是否发生是遗传和环境作用的结果，容易得支气管哮喘的人又称为易患人群，支气管哮喘易患人群具有一定的遗传特质。

家族亲缘中有过敏性疾病（如过敏性鼻炎、过敏性哮喘、过敏性结膜炎及荨麻疹等）的成员有一定遗传倾向，如父母患有支气管哮喘、过敏性鼻炎等过敏性疾病，子代有 25% ~ 50% 的遗传倾向。

自身已经患有过敏性疾病，肥胖、吸烟，有胃食管反流病，饲养宠物（狗、猫、鸟等）的人群，对尘螨、花粉、真菌过敏的人群，还有从事特殊职业的人群（如油漆工、制作皮革、清洁工等）均是支气管哮喘易患人群。

Q: 支气管哮喘常见吗？

支气管哮喘是常见的呼吸系统慢性疾病，年龄跨度大，从儿童到老年均可患病。研究结果显示，我国 20 岁以上的人群支气管哮喘的患病率达 4.2%，按照我国 2015 年人口普查的数据推算，我国 20 岁以上人群中支气管哮喘的患者约有 4750 万之多。

一些研究显示支气管哮喘的发病与性别及年龄有关。儿童期，男孩支气管哮喘患病率高于女孩；青春期间男孩患病率降低，女孩患病率升高超过男孩；成年期，女性支气管哮喘患病率仍高于男性；更年期后女性支气管哮喘患病率有所下降。导致这种现象的确切原因目前尚不清楚，可能与月经初潮和女性体内激素随年龄变化有关，需要研究进一步明确。

Q: 出现哪些表现要考虑支气管哮喘?

支气管哮喘典型的临床表现是胸闷、喘息、气促和咳嗽,常常夜间或凌晨发作,可自行缓解或使用平喘药物缓解,且这种情况反复出现。这种患者常常患有过敏性鼻炎、过敏性结膜炎、荨麻疹或湿疹等过敏性疾病,支气管哮喘发病有遗传倾向,部分发病具有一定的家族聚集性,但并不是父代患支气管哮喘子代一定患支气管哮喘。

如有以上症状应该及时到正规医院就诊,行胸部影像学、肺功能等检查,除外其他可能的疾病,明确是否存在支气管哮喘。

有时症状不典型,如仅有反复夜间咽痒、干咳症状,或仅有胸闷不适症状,容易被忽视,也应及时到正规医院就诊,积极配合检验、检查,排除同样表现为咳嗽、胸闷的其他疾病,确定是否为咳嗽变异性哮喘、胸闷变异性哮喘等。

Q: 不喘为什么也是支气管哮喘?

患者通常认为支气管哮喘一定要有喘息的症状,没有喘息症状而被确诊了支气管哮喘会表示无法理解,其实现实中相当一部分支气管哮喘患者并没有典型的喘息症状。支气管哮喘是一种异质性疾病,存在不同的临床表型,这些不具有典型临床表型的支气管哮喘又称为不典型哮喘。这类支气管哮喘患者常表现为喘息以外的呼吸道症状,如咳嗽或胸闷,而且胸部影像学检查未见异常。常见的不典型哮喘有咳嗽变异性哮喘、胸闷变异性哮喘等。

咳嗽变异性哮喘以咳嗽为唯一或主要症状,无喘息、气促等，除外其他疾病导致的咳嗽，肺功能相关检查可见异常，按照支气管哮喘治疗有效。

胸闷变异性哮喘以胸闷为唯一或主要症状，无喘息、气促等，肺功能相关检查可见异常，除外其他疾病导致的胸闷。

Q: 只是咳嗽，为什么被诊断为哮喘？

咳嗽的病因复杂，许多疾病可表现为咳嗽，尤其是慢性咳嗽，研究结果显示在慢性咳嗽中有三分之一的患者最终诊断为咳嗽变异性哮喘。咳嗽变异性哮喘属于不典型哮喘，表现为刺激性干咳，有时咳嗽剧烈，夜间症状较重，往往无其他伴随症状（如胸闷、气急、喘息等），常伴发过敏性鼻炎，冷空气、感冒、刺激性气味等可诱发或加重咳嗽。若出现上述情况，需要及时到正规医院，通过检验、检查排除其他疾病可能，如果肺功能检查中支气管舒张试验阳性或支气管激发试验结果显示阳性，医生会考虑诊断为咳嗽变异性哮喘，并且给予相应的治疗。咳嗽变异性哮喘治疗的方案同典型支气管哮喘一样，应及时按医嘱规范治疗，否则有发展为典型哮喘的可能。因此有时咳嗽也可能会诊断为哮喘（咳嗽变异性哮喘）。

Q: 胸闷与气短也会是支气管哮喘吗？

胸闷、气短是常见的呼吸系统症状，许多疾病可表现为胸闷、气短，如慢性阻塞性肺疾病、间质性肺病、胸腔积液、肺栓塞及心血管系统疾病等，出现上述症状应该仔细查找病因。但如果各种详细检查排除了其他引起胸闷的疾病，而且肺功能检查提示有可逆性气流改变（如支气管舒张试验阳性或支气管激发试验阳性），这时医生会考虑诊断为胸闷变异性哮喘。这种疾病属于不典型哮喘的范畴，好发于中青年，起病隐匿，以胸闷症状为主或仅有胸闷症状，而缺乏喘息等典型哮喘的表现，常夜间出现，肺功能显示支气管激发试验阳性或舒张试验阳性，按支气管哮喘治疗有效。一旦确定为胸闷变异性哮喘，要按医嘱规范治疗，否则有发展为典型哮喘的可能。

Q: 哪些因素会诱发并加重支气管哮喘？

诱发并加重支气管哮喘的因素非常复杂多样，主要是过敏原的接触，另外也包括气候的变化、环境、运动和药物等因素。过敏原多达几百种，按照进入人体的方式，大致分为吸入性和食入性两大类。常见吸入性（气传）过敏原如下。

尘螨：屋尘螨、粉尘螨等是最常见的过敏原，屋尘螨一年四季均可繁殖，常在卧室的地毯、沙发、被褥等处繁殖滋生，以人体脱落的皮屑为食物。

花粉：气传性花粉是引起季节性过敏性哮喘的常见原因，春季花粉集中在每年 3—5 月份，以柏树、白蜡树、法国梧桐、杨树、桦树等常见；夏秋季花粉集中在每年 8—9 月份，以蒿属花粉、豚草花粉、葎草等多见。

真菌：如曲霉菌属、念珠菌属，真菌常常在厨房、浴室等潮湿的地方滋生。

宠物皮毛：狗、猫等的毛发、皮屑、尿液甚至唾液腺分泌物均可作为过敏原使人过敏，引起支气管哮喘发作。

蟑螂：是常见的过敏原，常在厨房、储藏室出没，蟑螂过敏原的致敏蛋白来源于蟑螂的胃肠道分泌物和其甲壳。

常见食入性过敏原有鱼、虾、蛋、奶等。我国一项研究显示儿童最常见的食物过敏原排序依次为鱼虾、鸡蛋、水果、牛奶、花生、豆类、坚果等。

Q: 为什么喘憋在夜间或凌晨厉害？

很多支气管哮喘患者都有夜间症状加重的体验和经历，目前尚未研究清楚，分析其发生的可能原因有以下几个方面。

（1）夜间人体的气道副交感神经活性增加，导致呼吸道黏膜腺体分泌物和气道阻力增加，因此可使支气管哮喘症状较白天加重。

（2）睡眠时肺容量有所下降，睡眠中的深吸气和叹气动作等易诱发支气管收缩，加重支气管哮喘患者的症状。

（3）夜间支气管哮喘症状加重可能和人体神经激素的昼夜节律有关，凌晨时血中皮质醇水平降到低谷，减弱了对气道的保护作用。

（4）睡眠时的周围环境变化，如冷空气的吸入、温度下降、卧室内的过敏原刺激也可导致支气管哮喘症状加重。

（5）共患疾病的影响，支气管哮喘患者同时患有睡眠呼吸暂停综合征或胃食管反流病，也是导致夜间支气管哮喘症状加剧的原因。

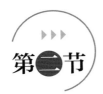

检查与诊断

Q: 如何确认得了支气管哮喘?

如果有反复发作性的喘息、气促,或同时伴有咳嗽、胸闷等症状,常在夜间及凌晨出现,与接触一些过敏原、冷空气、物理化学刺激有关,有时还和上呼吸道感染和运动有关,发作中有时能听到呼气相哮鸣音,症状可以经过治疗缓解或自行缓解。

出现上述这些情况需要到正规医院呼吸内科或急诊科就诊,医生会建议进行相应的检验、检查,如血常规、免疫球蛋白 E、胸部影像学检查及肺功能检查。

肺功能检查结果是诊断支气管哮喘的重要依据,如果肺功能检查结果显示存在可变气流受限情况,如支气管舒张试验阳性或支气管激发试验阳性,并且通过其他检查排除其他引起喘息、气短、咳嗽及胸闷的疾病,会考虑诊断为支气管哮喘。

一旦确诊支气管哮喘,建议严格遵从医嘱规范用药,定期复诊,切记不能随意减量停药,不能自行使用偏方、秘方治疗支气管哮喘。

Q: 肺功能检查有哪些禁忌证？

有一些情况是肺功能检查的禁忌证，如严重肺大疱、胸腹主动脉瘤、严重心功能不全、3 个月内发生过心肌梗死和休克、严重低氧或呼吸衰竭、严重高血压或高血压危象、近 2 周内有过咯血、严重甲亢（甲状腺功能亢进）、面瘫、脑瘫、智障无法配合等。因此，检查前务必仔细阅读注意事项。一般检查单上会标注这些禁忌证，医生和肺功能技师也会询问。

Q: 做肺功能检查需要注意什么？

肺功能检查是诊断呼吸系统疾病的常用检查手段之一，对于支气管哮喘的诊断尤为重要，肺功能检查有一些注意事项请大家重视。

（1）医生开具检查申请单后请仔细阅读检查要求。

（2）检查前一天做好第二天检查的准备工作，要停用具有气道舒张作用的药物 12 ～ 72 小时不等，如吸入或口服 β2 肾上腺素受体激动剂和短效茶碱需停用 12 小时，吸入激素 / 长效β2 肾上腺素受体激动剂、口服缓释茶碱需要停用 48 小时，静脉茶碱或含茶碱类的复合制剂等需停用 24 小时，白三烯调节剂需要停用 72 小时等。

（3）检查前 2 小时禁止大量进食，禁止饮用浓茶、咖啡等，不吸烟，半小时内不要剧烈运动。

（4）检查时检查医生会让患者捏住鼻子或用鼻夹夹住鼻子，用口呼吸，用口含住连接仪器的过滤器口嘴，认真听从检查医生的口令，配合做吸气、呼气和屏气的动作，尽量保证口鼻不漏气，否则需要重复先前的动作再做一遍。

（5）注意，有肺功能检查禁忌证者不能进行该项检查。

Q: 得了支气管哮喘需要做哪些检验／检查？

医生通过患者表现的症状特点和肺功能检查确诊支气管哮喘后，还需要做一些检验、检查进一步明确有无过敏、过敏原有哪些等，以便选择更适合的治疗方案，常做的检查有免疫球蛋白 E（IgE）测定、过敏原筛查（吸入、食物等）、血常规检查（包括嗜酸性粒细胞计数等）。

开始治疗后，除了认真规范用药外，应该定期去正规医院复诊，复查上述指标，对比治疗前后不同时间 IgE、嗜酸性粒细胞计数具体数值的变化；还应该定期复查肺功能、呼出气一氧化氮水平（老年体弱患者、孕妇、儿童也可进行该项检查）以了解治疗前后变化，综合评估现有治疗方案的疗效。如效果欠佳，医生会详细询问患者情况，分析导致治疗欠佳的原因，全面考虑有无特殊因素导致疾病控制不理想，以便及时调整治疗方案。如疗效尚满意，医生会制订下一步维持或减量治疗方案，嘱咐后续观察和治疗的注意事项。

Q: 有没有可以自我诊断支气管哮喘的方法？

目前尚没有非常便捷准确的在家中诊断支气管哮喘的方法。如有反复发作的咳嗽、胸闷、气促、喘息的症状，请及时到正规医院就诊，进行肺功能等必要的检查，明确诊断。

有一种便携式的峰流速仪，可以自行在家中进行检测，但只是检测呼气流量峰值（PEF）这一项数值，仅用于已经确诊支气管哮喘的患者的后续日常监测使用，是反映治疗用药效果和预测发作的家用监测工具，以及观察药物加减量调整方案是否成功的观测手段。这种方法监测指标粗略单一，步骤烦琐重复，远不及肺功能指标完善全面。如果观测到 PEF 昼夜变异率＞10%（连续 7 天的变化）或 PEF 周变异率＞20%（连续 2 周观测值的计算），高度提示可能为支气管哮喘控制不良，需要调整治疗方案。

《全球哮喘管理和预防策略》（GINA 报告）和我国的《支气管哮喘防治指南（2020 年版）》也提到另外一种情况：患者未诊断过支气管哮喘，连续观察 PEF 的变异率，如昼夜变异率＞10% 或周变异率＞20%，则考虑患者患支气管哮喘的可能。但这种诊断方式实用性差，一般较少使用。最终还需前往正规医院进行肺功能检查证实确有可变性气流受限，并除外其他引起咳嗽、胸闷、气促、喘息的疾病后方可确诊支气管哮喘。

Q: 怎么做支气管舒张试验？

支气管舒张试验是常见的肺功能检查项目之一，是诊断支气管哮喘的重要依据，请到正规医院进行该项检查。检查前要停用具有舒张作用的药物 12 ～ 72 小时不等，以免影响检查结果，如吸入或口服 $\beta 2$ 肾上腺素受体激动剂和短效茶碱需停用 12 小时，吸入激素 / 长效 $\beta 2$ 肾上腺素受体激动剂、口服缓释茶碱需要停用 48 小时，静脉茶碱或含茶碱类的复合制剂等需停用 24 小时，白三烯调节剂需停用 72 小时。

不同的药物具体要求有所差别，请在进行检查前仔细阅读检查注意事项，如有对支气管舒张剂（β2 肾上腺素受体激动剂或胆碱能受体拮抗剂）过敏的情况，禁用此类舒张剂；有心功能不全者慎用 β2 肾上腺素受体激动剂，有青光眼、前列腺肥大排尿困难者慎用胆碱能受体拮抗剂。此外，还要注意肺功能检查的禁忌证。

支气管舒张试验进行过程如下。

（1）测定基础肺功能。

（2）吸入支气管舒张剂，然后再检查肺功能。若吸入短效 β2 肾上腺素受体激动剂，应在 15 ～ 30 分钟内重复肺功能检查；若吸入的是速效胆碱能受体拮抗剂，则 30 ～ 60 分钟内重复肺功能的检查。

（3）结果出来后需由医生做出最终的判断。

Q: 怎么做支气管激发试验？

支气管激发试验是使用化学、物理等刺激，诱发支气管平滑肌收缩，检测气道高反应是否存在的试验，是诊断支气管哮喘特别是不典型哮喘的重要指标之一。这项检查较为特殊，可能出现不良反应，如有必要需到正规有资质的医院进行检查。

该试验进行流程如下。

（1）行基础肺功能的测定。

（2）雾化吸入生理盐水和激发制剂（通常使用乙酰甲胆碱等）。

（3）再次进行肺功能测定。

（4）结果需要请医生结合临床症状进行综合判断。

有以下情况的患者，不建议行该项检查。

（1）曾有过严重致死性支气管哮喘发作，或 3 个月内因支气管哮喘发作行机械通气的患者。

（2）对激发制剂过敏者。

（3）肺功能检测结果显示 $FEV_1/FVC < 70$ 者，严重心功能不全者。

（4）近期（4 周内）有上呼吸道感染的患者。

（5）妊娠和哺乳期妇女。

另外，有肺功能检查禁忌证者不能做该检查；该试验进行前务必仔细阅读注意事项，停用可能有影响的药物，具体同支气管舒张试验的要求。

Q: 怎么测呼气流量峰值？

呼气流量峰值（PEF）的测定可以反映呼吸肌的力量和气道阻塞的情况，测定 PEF 的仪器称为峰流速仪。PEF 的测定对于支气管哮喘患者来说非常重要，是支气管哮喘患者自我管理的主要工具之一，测定数值可警示病情变化，提示是否需要及时就医。建议每日测定，认真记录，定期复诊时可携带记录资料请专业医生查看，以便分析病情并有助于制订进一步的治疗方案。峰流速仪使用方法如下（用前请仔细阅读峰流速仪说明书）。

（1）装上配套的口件（口件可一次性使用或定期仔细清洗干燥复用，并及时更新）。

（2）确定装置游标归零无异常。

（3）站立或坐位（尽量挺直腰背），水平手持装置，深吸气后，立即含住口件以最快、最大力量呼出肺内气体。

（4）观察游标的箭头所在刻度，记录数值，连续做 3 次，记录最大值，每日重复 2 次。

（5）每日按峰流速仪说明书清洗消毒装置。

如果观测到 PEF 昼夜变异率＞10%（连续 7 天的变化）或 PEF 周变异率＞20%（连续 2 周观测值的计算），高度提示可能为支气管哮喘控制不良，需要调整治疗方案。

呼气流量峰值（PEF）平均每日昼夜变异率计算方法：连续 7 天每日 PEF 昼夜变异率之和 ÷ 总天数 7，如＞10%，为阳性，有异常，考虑哮喘可能。PEF 周变异率计算方法:（2 周内最高 PEF 值 – 最低 PEF 值）÷［（2 周内最高 PEF 值 + 最低 PEF 值）× 1/2］×100%，如＞20%，为阳性，有异常，考虑哮喘可能。

Q: 支气管哮喘的诊断标准是什么?

支气管哮喘的诊断需要到正规医院由医生通过分析患者的临床表现和检查结果综合判断明确。

（1）临床表现：反复发作性的喘息、气促、胸闷、咳嗽，容易出现在夜间和凌晨，与接触过敏原、冷空气、物理化学刺激、上呼吸道感染及运动有关。发作有时可闻及呼气相哮鸣音（喘鸣音），症状可经治疗缓解或自行缓解。

（2）肺功能检查发现存在可变气流受限的客观指标：①支气管舒张试验阳性；②支气管激发试验阳性；③呼气流量峰值变异率达标（PEF 平均每日昼夜变异率＞10% 或 PEF 周变异率＞20%）。

符合上述临床表现，同时具备上述气流受限客观检查阳性的任何一条，且排除了引起喘息、气促、胸闷和咳嗽的其他疾病，方可诊断支气管哮喘。

ⓆＡ 不发热为什么要查血常规？

患者就诊时常有些疑问，因为咳嗽、喘息、胸闷等就诊，并没有发热现象，为什么还要测血常规？

血常规是一项非常普通的检验项目，它可提供最基本的血液细胞方面的信息，如血液中白细胞总数和分类、红细胞计数和血红蛋白的水平、血小板的计数水平及其他更细化的指标，这些结果可以让医生了解患者的基本情况，进一步排除感染（并不是所有感染都会发热）、贫血、血小板减低相关的疾病。

其实对于支气管哮喘患者，血常规白细胞分类中的嗜酸性粒细胞计数水平最为重要，嗜酸性粒细胞水平升高与哮喘气道炎症分型有关，其数值还可用于指导用药，特别是 ICS。相当一部分支气管哮喘患者外周血嗜酸性粒细胞计数会升高，嗜酸性粒细胞计数 ≥ 300/μL 有助于判定是否为嗜酸性细胞为主的支气管哮喘临床亚型，动态地观察嗜酸性粒细胞水平的变化还可用于评估治疗效果。

ⓆＡ 胸部 X 线、透视、胸部 CT 能诊断支气管哮喘吗？

胸部 X 线、透视、胸部 CT 是呼吸系统疾病常见的检查项目，可以协助诊断许多疾病，如肺部感染、肺部肿瘤、间质性肺疾病、胸腔积液、气胸、纵隔肿瘤等，但是不能诊断支气管哮喘，医生诊断支气管哮喘需要结合临床表现和肺功能检查报告（包括基础肺功能联合支气管舒张试验，或者联合支气管激发试验）综合判断。

但是医生询问、查体后会根据患者的具体情况，制订相应检查方案，有时会建议患者行胸部 X 线、胸部透视、胸部 CT，甚至心血管、胃肠道相关的检查，其主要目的是排除肺部感染、肺部肿瘤、间质性肺疾病等呼吸系统疾病甚至心血管疾病、胃肠道疾病（因为这些疾病常有和支气管哮喘相似的症状表现）等，最终医生会根据检查结果综合评估，确定支气管哮喘或其他疾病的诊断。

Q: 气道高反应就是支气管哮喘吗?

气道反应性是气道对各种化学、物理、过敏原、运动或药物刺激产生气道收缩的反应程度。正常人气道受到刺激后反应微弱，而同样强度的刺激作用在支气管哮喘患者的气道会产生较强的气道平滑肌收缩反应，称之为气道高反应（AHR），可引发咳嗽、胸闷、喘息等症状。这种气道反应性是可以通过支气管激发试验检查测知的。气道高反应是支气管哮喘的重要特征，多数哮喘患者存在气道反应性的增高，但是反之有气道高反应就是支气管哮喘吗?

并不是。

许多其他疾病和情况也可以引起气道高反应，如长期吸烟、上呼吸道病毒感染、慢性阻塞性肺疾病、过敏性鼻炎等。但上述疾病的气道高反应程度较轻，有的只是短期，如上呼吸道病毒感染等引起的气道高反应，急性期存在，之后减弱消失。因此，支气管激发试验检查提示气道高反应，需要经医生综合判断决定是否可以诊断支气管哮喘，不能自行诊断用药。

Q: 为什么要测呼出气一氧化氮?

相当一部分支气管哮喘，尤其是过敏性哮喘，表现为嗜酸性粒细胞性气道炎症，呼出气一氧化氮水平（FeNO）变化可反映这种气道炎症的变化，支气管哮喘加重时 FeNO 升高，减轻时 FeNO 下降，虽然 FeNO 不能单独用于支气管哮喘的诊断，但可以辅助支气管哮喘的诊断，还可以指导用药（特别是 ICS），更是动态观察支气管哮喘药物治疗效果的重要评估手段。

FeNO 可作为评估和启动吸入性糖皮质激素（ICS）治疗的指标，FeNO > 50ppb 往往提示使用吸入性糖皮质激素短期疗效好。

FeNO 水平的变化可以作为支气管哮喘发作的预测指标，根据 FeNO 水平的高低，及时调整治疗方案，可以更好地减少急性发作的次数。

通过动态观察 FeNO 的数值变化也可评估近期支气管哮喘控制情况，检验患者是否认真规范使用支气管哮喘控制用药，还可作为药物是否增量或减停的依据之一。

因此，测定呼出气一氧化氮对于支气管哮喘患者来说非常必要。FeNO 的测定结果受多种因素影响，测定时有特殊的注意事项，需要仔细阅读检查单说明，积极配合医生和技师工作，检查结果需要交给专业医生判读。

第三节

疾病治疗

Q: 脱敏治疗可以根治哮喘吗

脱敏治疗即变应原特异性免疫治疗，是通过给予患者变应原提取物，并逐渐提高剂量，使患者达到脱敏或耐受。目前脱敏治疗有两种给药方法，皮下给药和舌下给药，常用的变应原提取物包括屋尘螨和豚草提取物等。脱敏治疗的远期疗效和安全性仍需进一步评估，需要更多研究数据以做出更加客观、有足够证据的推荐。脱敏治疗适用于变应原明确且在严格的环境控制和药物治疗后仍控制不良的患者，可减轻哮喘症状、降低气道高反应性，并减少药物用量。但脱敏治疗不能根治哮喘。

Q: 得了支气管哮喘如何用药?

支气管哮喘确诊后，应由医生根据患者临床表现，及是否存在急性发作的危险因素，选择合适的药物种类，包括控制药物及缓解药物。制订药物治疗方案时，同时需要考虑患者自身的喜好倾向，评估患者是否能够正确应用吸入装置，并评估其依从性及经济条件。

在确定用药方案后，患者应规律用药，定时复诊，评估症状控制水平，并酌情升阶梯或降阶梯治疗，避免自行减药或停药。

在治疗过程中，如出现药物不良反应，或症状急性发作，也应及时就诊评估是否更改用药方案。

Q: 治疗后没有症状了，可以停药吗？

支气管哮喘的治疗需要规范地用药和评估，患者用药后症状消失，不是评估是否能停用药物的唯一标准，仍需到医院复诊，由医生评估症状的控制情况，以及急性加重风险。通常情况下，应每 3 个月根据情况决定是否升阶梯或降阶梯治疗。因此即使症状消失，也不建议患者自行停药，需在医生评估指导下调整用药。自行骤然停药有导致支气管哮喘症状再发，甚至严重急性发作的风险。即使在医生指导下逐渐减量至停用药物，完全停用药物仍有支气管哮喘再次发作的风险。

Q: 为什么用吸入药物治疗支气管哮喘？

支气管哮喘治疗的药物主要为吸入制剂，包括吸入的糖皮质激素、β 受体激动剂及胆碱能受体拮抗剂。与口服用药相比，吸入用药具有以下优点。

（1）起效快。吸入药物可以直接到达并作用于气道局部，不需要经过肝脏代谢及血液循环运输，可以较迅速起效。

（2）用量小。吸入用糖皮质激素剂量以微克计算，而口服糖皮质激素以毫克计算，吸入药物剂量明显低于口服药物。

（3）不良反应小。因为吸入药物可以避免胃肠道不良反应及肝脏首过效应；吸入药物作用于局部，且用量小，故而引起全身不良反应的概率小于口服用药。

Q: 吸入药物治疗会有哪些不良反应?

吸入药物的缺点包括药物本身的不良反应及吸入的用药方式带来的缺点两方面。

（1）不同的吸入药物种类有其各自的不良反应。吸入糖皮质激素的不良反应包括咽喉部刺激、声嘶、咳嗽、口咽部念珠菌感染、过敏反应及紧张不安等精神症状。吸入用 β 受体激动剂的不良反应包括肌肉震颤、心慌，另有头痛等少见症状。吸入用胆碱能受体拮抗剂的不良反应包括口干、青光眼、便秘、排尿困难等。

（2）使用吸入药物时，患者需要正确掌握用药方式，才能充分吸入并达到效果，如果患者因高龄、精神疾病无法理解或配合吸入动作，或由于其他躯体结构问题无法正确使用吸入装置，则无法达到治疗效果。

Q: 治疗支气管哮喘的药物长期使用有毒吗?

无论口服或吸入，无论短期应用还是长期应用，任何药物均有其不良反应。目前支气管哮喘的用药基本为吸入用药，口服药物相对较少，主要包括孟鲁司特及口服糖皮质激素。

孟鲁司特的不良反应包括感染、出血倾向增加、精神神经系统紊乱、心悸、鼻出血、腹泻、恶心呕吐、消化不良、肝损伤、荨麻疹、关节疼痛等，但发生率均较低。

口服糖皮质激素的不良反应包括感染、糖尿病、消化性溃疡、骨质疏松、肥胖等，通常口服糖皮质激素为支气管哮喘急性发作时短期用药，长期用药的患者较少。

Q: 吸入药物治疗需要注意什么？

吸入用药是大部分支气管哮喘患者的主要用药方式，应当注意以下三方面内容。

第一，在首次开具吸入药物时，最好在专门医师指导下学习用药的正确方式，现场检验合格后再用药。此后复诊时，有条件的情况下也应向医师展示自己的用药方法，检查是否存在吸入方式不当。

第二，如果使用吸入用糖皮质激素，吸入药物后需要认真漱口，以免发生口咽部念珠菌感染。

第三，用药后需自己观察症状是否有缓解，以及是否出现各种不适，如果用药后症状未缓解，或发生声嘶、心慌、手抖等药物不良反应，应及时就诊，评估是否需要调整用药方案。

Q: 多种吸入药物，怎么选择？

目前用于支气管哮喘的吸入药物，根据其成分主要可以分为三类：第一类为吸入用糖皮质激素，作用为抗炎；第二类为 β 受体激动剂，作用为舒张支气管；第三类为胆碱能受体拮抗剂，作用亦为舒张支气管。

根据起效时间，β 受体激动剂和胆碱能受体拮抗剂可分为快速起效（用药后数分钟内起效）及缓慢起效（用药后 30 分钟左右起效）两类。根据作用持续时间，β 受体激动剂和胆碱能受体拮抗剂可分为短效（作用维持 4 ～ 6 小时）及长效（作用维持 12 ～ 24 小时）两类。

　　根据药物复合种类，可分为单剂型，糖皮质激素 + β 受体激动剂二联复合剂型，以及糖皮质激素 + β 受体激动剂 + 胆碱能受体拮抗剂三联剂型。

　　根据用药目的，可分为急性发作时救急所用的缓解药物，以及长期规律应用的控制药物。

　　具体选择哪种药物，需要在就诊评估病情后，在医生指导下应用，且用药后需规律复诊，根据用药效果、有无不良反应等情况，及时调整药物方案。

Q: 治支气管哮喘的药与治心脏病、糖尿病的药冲突吗?

　　支气管哮喘治疗药物与心脏病、糖尿病用药没有明确冲突，并不会因为应用支气管哮喘治疗药物而导致心脏病或糖尿病用药无效，但支气管哮喘治疗药物中的某些种类可能对心脏及血糖有影响。

　　吸入 β 受体激动剂，如沙丁胺醇、沙美特罗、福莫特罗，可能导致心慌，如果平日有心房颤动或其他心律失常，可能导致症状加重。吸入糖皮质激素对血糖影响较小，但如果因支气管哮喘急性发作而短期口服糖皮质激素，可能导致血糖升高。因此，在应用口服糖皮质激素时，需注意避免过度进食，同时需监测血糖，必要时应调整糖尿病用药。

Q: 可以手术治疗支气管哮喘吗?

　　平滑肌增生导致气道狭窄是支气管哮喘的疾病生理表现之一，支气管热成形术是经支气管镜射频消融气道平滑肌，以治疗支气管哮喘的经支气管镜手术技术。该手术在支气管镜的介导下，采用支气管热成形系统，将热能传到气道壁上，以一种受控的方式加热组织。支气管热成形术可以减少支气管哮喘患者的支气管平滑肌数量，降低支气管收缩能力和气道高反应性。在一些国家，对于已经优化了支气管哮喘治疗方案但仍未控制的 5 级患者，该手术是一种可以选择的方法，但现有证据有限，长期疗效尚待观察。

Q: 需要随身携带支气管哮喘治疗药物吗？

需要。支气管哮喘患者在一些特定情况下会出现症状急性发作，如外出接触花粉、柳絮等过敏原，呼吸道感染，接触猫狗等动物，天气变化，大气污染，接触新装修环境，进行剧烈运动等。有时无法预测何时会接触上述支气管哮喘急性发作的诱因，且部分患者即使平日症状控制良好，仍有可能突发严重的支气管哮喘急性发作，甚至导致死亡。

因此，患者均应随身携带快速起效的支气管舒张剂，如沙丁胺醇气雾剂或布地奈德福莫特罗粉吸入剂等，在症状发作时可随时用药，以临时缓解症状，并尽快就诊。

Q: 担心现有的药物没效了，有新疗法吗？

目前，对于严重支气管哮喘，如果基础治疗控制不佳，比较新的疗法是酌情加用生物制剂，包括抗 IgE 单抗、抗 IL-5/5R 单抗、抗 IL-4R α 单抗及抗 TSLP 单抗。

但是在确诊支气管哮喘后，如果用药治疗效果不佳，首先需要考虑患者是否脱离过敏原暴露等导致支气管哮喘的诱因，吸入药物装置使用方法是否正确，以及是否按医嘱规律用药。评估上述因素后，酌情考虑是否升阶梯治疗。目前支气管哮喘治疗中的所有药物，在历史上的某个阶段都曾经是新疗法。

未来会不会出现新的治疗方法，取决于对支气管哮喘发病机制的研究，目前无法预测。

Q: 突然犯病了怎么办？

所有患者在诊断支气管哮喘后，均应制订一份书面行动计划，以帮助患者监测自己的日常症状及呼气流量峰值，指导如何识别症状加重并进行不同情况下的处理。患者在支气管哮喘急性发作时可根据自己的书面行动计划进行初步处理。

具体的处理方法包括增加短效缓解药物如沙丁胺醇的使用次数，并增加控制药物的剂量，即增加吸入激素的剂量，然后观察自己在调整用药后的反应。如 48 小时后仍无缓解或进一步加重，除上述治疗外，可考虑加用口服泼尼松 40 ～ 50 毫克 / 天，并及时就医。

Q: 支气管哮喘患者出现什么情况需要立刻去医院？

支气管哮喘急性发作时，患者一般可根据书面行动计划的指导进行初步自我处理，但如果在初步自我处理 48 小时后，症状仍未缓解甚至进行性加重，则需要尽快就医。

此外，一些危险因素与支气管哮喘相关死亡风险增高有关，包括既往曾发生过需要气管插管及机械通气的接近致死性哮喘，过去 1 年内曾因支气管哮喘住院或急诊处置，目前正在应用或近期刚停用口服激素，目前未应用吸入激素，过量应用短效 β 受体激动剂，治疗依从性差，有精神疾病或精神社会问题，食物过敏，存在严重并发疾病如肺炎、糖尿病或心律失常。

如果存在上述危险因素，则建议在支气管哮喘急性发作的早期尽快就医，避免疾病迅速发展导致死亡。

Q: 如何预防儿童支气管哮喘？

支气管哮喘是由遗传和环境共同作用所致的疾病，这种相互作用可能在生命早期甚至胎儿期便已发生。在孕期或生命早期可能存在环境因素影响支气管哮喘发生的"时机窗"。多种生物因素和社会因素可能对支气管哮喘发生起重要作用，这些环境中的危险因素集中在营养、过敏原、污染、微生物和社会心理因素等方面。基于高质量证据和共识的有关预防儿童哮喘发生的推荐包括以下4点。

（1）在妊娠和出生第一年避免环境烟雾暴露。

（2）鼓励经阴道生产。

（3）建议母乳喂养。

（4）在出生第一年内尽量避免应用广谱抗生素。

Q: 如何预防支气管哮喘反复发作？

支气管哮喘的预防是个复杂的系统工程，到目前为止仍无法做到尽善尽美，但支气管哮喘患者对于这一点的诉求最为强烈。一旦诊断支气管哮喘有几个方面需要注意。

（1）避免接触过敏原，尘螨、花粉、宠物等常常是引发支气管哮喘的诱因，查明过敏原，避免接触对预防支气管哮喘的发作尤为重要。

（2）坚持规范用药，严格按照医生的要求用药，支气管哮喘的治疗按疗程进行，定期到正规医院复诊，调整用药方案，避免擅自减量、停药或自行采取偏方等方法治疗。

（3）了解支气管哮喘诊治常识，利用互联网及医院开设的科普宣传课程，学习相关知识，加深对疾病的理解。

（4）学会病情的自我监测和管理。记录哮喘日记，学会使用峰流速仪，学会识别支气管哮喘急性发作的先兆，学会救急药物的使用。

（5）适当锻炼，缓解期参加适合的体育活动，如散步、太极拳、呼吸训练等，提高身体素质。

（6）保持稳定的心态，情绪的波动可作为支气管哮喘发作的因素之一，保持良好的心态对支气管哮喘患者极为重要。

Q: 怎么避免支气管哮喘急性发作？

支气管哮喘急性发作是指哮喘症状，如气短、咳嗽、喘息、胸部紧缩感进行性加重，较平日状态恶化，并需要改变治疗。若干因素可诱发支气管哮喘的急性发作，包括暴露于过敏原环境中、药物依从性差等。

常见的支气管哮喘急性发作的诱因包括：病毒性呼吸道感染、过敏原暴露（如花粉、真菌孢子等）、食物过敏、室外空气污染、季节性改变、吸入激素依从性差等。

因此，通过避免上述诱因，有可能在一定程度上减少支气管哮喘急性发作的风险。但也有一部分患者的急性发作目前是找不到诱因的。

第四节

相关并发症

Q: 支气管哮喘发作会危及生命吗?

会。

支气管哮喘急性发作的症状由轻到重均可出现,严重的支气管哮喘急性发作,由于气道痉挛,可导致严重缺氧及二氧化碳潴留,可能导致死亡。且大约 30% 支气管哮喘急性发作造成的死亡,发生于平日无频繁症状的患者。

一些危险因素与支气管哮喘相关死亡风险增高有关,包括既往曾发生过需要气管插管及机械通气的接近致死性哮喘,过去 1 年内曾因支气管哮喘住院或急诊处置,目前正在应用或近期刚停用口服激素,目前未应用吸入激素,过量应用短效 β 受体激动剂,治疗依从性差,有精神疾病或精神社会问题,食物过敏,存在严重并发疾病如肺炎、糖尿病或心律失常。

Q: 支气管哮喘有哪些严重后果?

支气管哮喘如果未经控制,可导致患者日常生活受到影响,如频繁出现的咳嗽、气短、喘息会导致日常活动受限、夜间睡眠受到影响。

从远期来看，如果支气管哮喘长期未控制，则可能出现气道重构，对肺功能产生影响，导致肺功能从可逆性受限，变成持续的、不能完全缓解的气流受限。如果长期慢性缺氧，可能导致肺源性心脏病、肺动脉高压等表现。

此外，支气管哮喘急性发作时，部分患者可能是严重的急性发作，需要住院治疗，部分患者可能需要接受气管插管、机械通气，甚至最终死亡。

Q: 支气管哮喘会引起慢性阻塞性肺疾病吗？

支气管哮喘及慢性阻塞性肺疾病是两种均以气流阻塞为特点的疾病，但二者的发病机制不同，临床上各有其特点，治疗原则也不同。

部分支气管哮喘患者由于气道重构等原因，可能出现持续性气流受限，因此，在肺功能上可能与慢性阻塞性肺疾病表现类似。还有部分患者可能同时存在导致支气管哮喘和慢性阻塞性肺疾病的危险因素，并同时出现符合支气管哮喘及慢性阻塞性肺疾病的临床表现。

Q: 支气管哮喘会引起呼吸衰竭吗？

可能会。

支气管哮喘患者，如果控制良好，一般不会出现呼吸衰竭。但在支气管哮喘急性发作时，由于气道痉挛，患者可能出现血氧下降，严重的可能出现低氧的 I 型呼吸衰竭。此外，由于气道痉挛可导致通气功能障碍，除了低氧，还可能出现二氧化碳潴留，即可能出现 II 型呼吸衰竭。因此，出现呼吸衰竭是支气管哮喘严重急性发作的表现。

除在急性发作时出现急性呼吸衰竭之外，一些患者由于病程长，气道重构，导致气流持续受限，可能出现慢性低氧血症及二氧化碳潴留，即慢性呼吸衰竭。

Q: 支气管哮喘发作为什么会晕厥？

支气管哮喘患者发生晕厥有以下几种可能性。

第一，如果患者以咳嗽为主要表现，当出现剧烈持续咳嗽时，可能发生咳嗽性晕厥。

第二，当患者出现支气管哮喘急性发作时，如果发生严重低氧，可能会导致意识丧失。

第三，当患者出现支气管哮喘急性发作时，如果因气道痉挛，同时出现二氧化碳潴留，可能导致肺性脑病，也可以引起意识障碍。

第四，如果患者属于过敏性哮喘，在接触过敏原后，除了支气管哮喘症状外，可能会发生全身的急性过敏性反应，导致过敏性休克，也可能出现意识丧失。

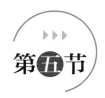

第五节

有关支气管哮喘的顾虑

Q: 支气管哮喘可以治愈吗?

支气管哮喘常常表现为反复发作的咳嗽、喘息,短期治疗后症状就可以缓解,因此很多患者认为没有症状了,支气管哮喘就已经治愈了。

殊不知,支气管哮喘本质上是一种慢性呼吸道疾病,是很难短期治愈或者自愈的。即使短期没有咳嗽、喘息的症状,患者的气道仍然存在着长期慢性炎症反应,一旦遇到某些过敏原或者呼吸道感染便会再次发作。因此大多数支气管哮喘患者需要长期规范的治疗以控制气道炎症,才能起到"治本"的作用,从而避免反复出现咳嗽、喘息的症状。

这个过程需要患者和医生共同努力,动态评估病情控制水平,及时调整药物剂量,争取在控制症状的同时将药物维持剂量减到最小。部分患者经过充分评估症状和炎症水平后可以在医生指导下停用药物,如果患者停用药物后没有喘息、气促、胸闷、咳嗽等症状,1年内无急性发作,肺功能正常,就进入了临床控制期。研究表明75%的支气管哮喘患儿在发病6年以后可以达到临床缓解,规范使用控制药物的患儿更容易达到临床缓解。

尽管支气管哮喘尚不能根治，但通过有效的治疗可使病情得到理想的控制，患者的日常生活、学习、工作不会受到支气管哮喘发作的困扰，也不会因为反复发作而导致肺功能下降。

Q: 支气管哮喘会传染吗?

很多人在"感冒"后出现支气管哮喘发作，常常会有咳嗽、喘息的表现，因此很多支气管哮喘患者及家人会担心这种咳嗽会不会传染给其他人。

支气管哮喘并非一种传染性疾病，传染性疾病是指由于各种病原体引起的能在人与人、动物与动物、人与动物之间相互传播的一类疾病，如流行性感冒、肺结核等。

支气管哮喘是由于气管、支气管的慢性炎症导致的，但这种炎症和我们常说的"肺炎"不同，并不是由病毒、细菌这些微生物感染引起的，而是由过敏原刺激等诱发机体产生的异常免疫反应，因此支气管哮喘是不会传染的。

Q: 支气管哮喘会遗传吗?

支气管哮喘是可以遗传的，许多患者的父亲、母亲或其他亲属也患有支气管哮喘。如果父母患有支气管哮喘的话，子女患支气管哮喘的危险性比父母均不患支气管哮喘的子女增加 4 ~ 8 倍。由于有多个基因会影响到支气管哮喘的发病，因此支气管哮喘的遗传没有特定的规律，父母患有支气管哮喘，子女也并非均患有支气管哮喘。遗传因素只是增加患有支气管哮喘的概率，环境、生活方式等外在因素对支气管哮喘的发病也有重要影响。

　　因此，即便父母有支气管哮喘病史，如果孕期注意饮食均衡，防止过度肥胖，母亲孕期及孩子婴幼儿时期避免吸烟或接触二手烟，减少室内外空气污染均可以预防子女发展为支气管哮喘。自然分娩、母乳喂养、1 岁以内减少退热药物、抗菌药物的使用也有助于预防支气管哮喘的发生。

Q: 支气管哮喘会影响寿命吗?

　　近年来，随着以吸入激素为主的多种治疗支气管哮喘药物的广泛应用，越来越多的支气管哮喘患者病情可以得到良好的控制，全球支气管哮喘的病死率也呈下降趋势。美国的研究显示，从 2001 年开始，支气管哮喘发病率增加，但急诊的就诊和死亡人数下降。加拿大一项研究发现，支气管哮喘病死率从 1999 年的 13.6 人 /10 万人下降到 2008 年的 6.2 人 /10 万人，10 年间内下降了 54.4%。

　　规范治疗可以避免支气管哮喘患者出现危及生命的严重发作，也可以减缓肺功能的下降，因此不会影响患者的寿命。相反，有些患者抱着"临时抱佛脚"的态度，仅在支气管哮喘突然加重，或出现较严重的症状时才想起治疗，气道炎症不能有效控制，病情反复发作，久而久之发展成肺源性气脏肿、肺源性心脏病甚至呼吸衰竭，可能会导致猝死，严重影响预期寿命。

Q: 支气管哮喘会影响生活质量吗?

　　支气管哮喘是一种反复发作的慢性疾病，如果不规范治疗，可出现频繁发作的喘息、咳嗽。病情长期得不到控制，会导致肺功能严重下降，出现明显的活动后气短，严重影响患者的生活质量。

吸入某种变应原、刺激性气体，或者呼吸道感染、药物、运动等均可引起支气管哮喘发作，因此很多患者得了支气管哮喘后，不得不避开很多容易导致过敏的环境，不敢或者不能正常参与运动。

支气管哮喘反复发作严重影响患者正常的工作、生活。北京的一项研究显示，1 年中因支气管哮喘住院者占 12.2%，就医者占 25.6%，因支气管哮喘请假误工的在职患者占 29.6%，请假误学的学生占 26.9%。

但是，支气管哮喘又是一种治疗效果良好的慢性疾病，是可以控制的，通过抑制气道炎症为主的治疗可以控制支气管哮喘的临床症状，避免反复发作，减少误工误学，患者可以轻松享受生活，拥有良好的生活质量。

Q: 支气管哮喘会影响手术吗？

支气管哮喘患者需要手术治疗时，需要谨防支气管哮喘急性发作。国内报道支气管哮喘患者手术前后支气管痉挛的发生率为 10% 左右，高于非支气管哮喘患者。支气管痉挛一旦出现，可导致严重的心肺功能衰竭，危及生命。

因此，支气管哮喘患者需要择期手术时，应在术前一周评估支气管哮喘控制状态及肺功能，支气管哮喘得到控制后再行手术治疗，手术前后还要规律吸入激素类药物。如果需要急诊手术，则应充分权衡患者可能存在的支气管哮喘发作风险与手术必要性，必要时可静脉使用激素降低支气管哮喘发作风险。

Q: 支气管哮喘会影响正常的性生活吗？

性生活的活动强度大约相当于轻快地在大街上散步，因此控制良好的支气管哮喘患者性生活不会受到影响。

如果病情控制不佳，反复出现咳嗽、喘息的症状会影响性生活的体验感。性生活时伴侣使用香水、吸烟等容易诱发支气管哮喘发作，会给患者带来心理压力。因此，支气管哮喘患者要积极控制病情，避免诱发因素，减轻心理负担，轻松享受生活。

Q: 支气管哮喘会影响怀孕吗？

支气管哮喘患者普遍发病年龄较轻，因此很多育龄期妇女也患有支气管哮喘，支气管哮喘女性是否也能和健康女性一样顺利当上妈妈呢？这是很多支气管哮喘患者担心的问题。

怀孕期间支气管哮喘发作，尤其是重症哮喘的发作，会导致孕妇发生子痫或妊娠高血压综合征，也可因低氧血症导致胎儿宫内发育迟缓、早产、低体重儿等，严重者甚至可导致母体及胎儿死亡。因此，病情未控制的患者怀孕期间是有一定风险的。许多研究认为，在妊娠期大约有 1/3 的支气管哮喘患者病情会加重，多发生在妊娠第 24 ~ 36 周，1/3 的支气管哮喘患者病情有可能减轻，1/3 的支气管哮喘患者病情无变化。

支气管哮喘对孕妇和胎儿的影响程度取决于支气管哮喘的控制程度。如果支气管哮喘症状得到良好控制，对于孕妇和胎儿都是安全的；相反，妊娠前支气管哮喘的病情越严重，在妊娠过程中支气管哮喘越容易恶化。因此，支气管哮喘患者怀孕前一定要规范治疗，在病情相对稳定时再考虑怀孕，一旦怀孕应在医生的指导下使支气管哮喘得到良好的控制。

很多人担心用药会影响腹中胎儿，其实大多数控制支气管哮喘的药物，尤其是吸入药物，如沙丁胺醇、特布他林、布地奈德等，对胎儿的影响较小，孕期可以使用。因此，患有支气管哮喘的孕妇需要在医生指导下根据病情的严重程度选择合适的药物治疗。

同时孕期还应控制体重，妊娠期前三个月体重增加超过 5 kg 与支气管哮喘急性加重风险呈正相关，且风险会随体重增长而进一步增加。

Q: 支气管哮喘不治疗会怎么样？

有些支气管哮喘患者早期症状较轻，急性发作短期用药后也可迅速缓解，因此并不重视支气管哮喘的长期治疗。但是由于支气管哮喘患者气道内存在长期慢性炎症，因此在遇到过敏、感冒等诱发因素后极易发作。支气管哮喘发作的程度轻重不一，病情发展的速度也有不同，未规范治疗的支气管哮喘患者可以在数小时或数天内出现急性发作，偶尔可在数分钟内危及生命。支气管哮喘发作时因为气道变窄，大量痰液阻塞，可导致急性缺氧，甚至呼吸衰竭；还可因为肺内压力急剧增高使肺泡破裂，肺内气体进入胸腔产生气胸。猝死是支气管哮喘急性发作最严重的并发症，患者常常无明显先兆症状，病情突然急速恶化，往往来不及抢救而死亡。

长期反复发作的支气管哮喘患者，由于气道长期存在慢性炎症不能得到有效控制，支气管管壁结构会发生不可逆的改变，称为气道重构。严重的气道重构会导致气道变窄，痰液增多，对药物的治疗反应也会越来越差，久而久之就会发生肺气肿，甚至慢性阻塞性肺疾病，病情严重时还会发生慢性肺源性心脏病、呼吸衰竭等并发症。这些并发症不易缓解，会给身体造成多重伤害，严重影响患者的生活质量，甚至直接威胁患者的生命。

第六节

日常生活调养

Q: 支气管哮喘会影响工作吗?

支气管哮喘是一种慢性疾病,会反复发作,需要长期规律、规范地用药来进行治疗。在支气管哮喘控制得很好的情况下,支气管哮喘患者是可以正常工作和生活的。

但是如果支气管哮喘控制不理想,反复发作,出现咳嗽、咳痰、胸闷、气短、喘憋,严重时甚至引起呼吸衰竭,需要反复门诊就诊或急诊救治,这个时候就会严重地影响个人的工作、生活,甚至影响预期寿命。

因此,得了支气管哮喘以后,一定要进行规律、长期的治疗。

Q: 支气管哮喘会影响其他人吗?

支气管哮喘不是传染病,不会传染他人。但它是一种气道的慢性炎症,发作的时候会有咳嗽、咳痰、胸闷气短、喘憋的情况,这种情况下会对周围人造成一定的困扰。

如果控制良好,支气管哮喘患者可以跟正常人一样,没有相关的喘憋症状,可以进行正常社交活动,工作、运动都不受影响。一般来说,支气管哮喘不会影响到患者跟朋友的相互关系。

而良好的支气管哮喘的控制是需要规律、规范的用药来实现，因此一定要到正规的医院进行相应的诊治，长期规范治疗。

Q: 支气管哮喘患者需要戒烟、戒酒吗？

支气管哮喘的患者如果同时吸烟的话，会导致对于吸入的药物不敏感，从而导致治疗效果不好或需要更高剂量的药物来治疗。另外，吸烟的支气管哮喘患者更容易出现气道重构，并发慢性阻塞性肺疾病，因此支气管哮喘的患者需要戒烟。

支气管哮喘的患者是否需戒酒要视情况来定。部分支气管哮喘的患者对酒精是敏感甚至过敏的，在这种情况下，支气管哮喘患者一定要戒酒。如果支气管哮喘患者对酒精不过敏，少量的饮酒是可以的。但是大量饮酒、醉酒或者酗酒会导致胃黏膜的损伤，出现胃食管反流，导致支气管哮喘症状控制不稳定，因此要避免这种大量酗酒或醉酒的情况。

Q: 支气管哮喘患者平时应如何康复锻炼？

适度的体育锻炼有助于支气管哮喘患者增强体能，提高运动耐力，改善肺功能。对于已经出现肺功能下降的支气管哮喘患者可以选择呼吸操等方式加强康复锻炼，提高呼吸肌功能，改善日常活动能力。康复锻炼包括呼吸锻炼、肌肉锻炼、身体放松及修正姿势。常见康复锻炼方法如下。

呼吸锻炼：如缩唇呼吸，即用鼻子吸气，呼气时缩唇，用类似于吹口哨的方式慢慢呼出气体；腹式呼吸，可将双手放在腹部，吸气时肚子有胀起及向外凸出的感觉，呼气时肚子有凹下去的感觉。

耐力锻炼：如步行、骑车等，3～4次/周，20～60分钟/次。

肌肉锻炼：可以通过力量训练增强肌力，增加骨密度；尤其应重视上肢训练及吸气肌训练改善呼吸功能，可使用握力器、拉力器、橡胶圈或扩胸运动加强上肢肌力。

也可选择太极拳、八段锦、五禽戏、气功等传统康复锻炼方法。

哮喘病情未控制的患者应避免竞争性强的剧烈运动，如跑步、爬山、打篮球、踢足球等。控制良好的哮喘患者在从事剧烈运动前可预防性吸入支气管舒张药物，运动过程中如有咳嗽、憋气等症状应及时用药。

Q: 支气管哮喘患者如何保证良好的睡眠？

支气管哮喘的患者要想保证良好的睡眠，首先，要把支气管哮喘控制好。因为支气管哮喘控制不好的患者常常会由于咳嗽、咳痰、喘憋的症状而夜间睡眠不佳，尤其是这些症状在夜间还会更加明显。因此，患者要规律规范治疗，保证支气管哮喘控制良好。其次，如果支气管哮喘控制得还不错，但仍然有睡眠不好的状况出现，可以通过用一些新型的助眠药物，同时改善自身的生活习惯，包括白天少睡，适当运动，睡前泡脚、洗澡等，来改善自身的睡眠状况。

Q: 支气管哮喘患者还能收拾屋子、做饭吗？

支气管哮喘患者很多都是跟过敏相关的，有一部分患者对屋尘和做饭时的油烟比较敏感，在收拾屋子和做饭的时候会导致支气管哮喘症状的波动，比方说出现咳嗽、咳痰，甚至憋气和喘的状况。因此，在支气管哮喘没有控制得很好的情况下，如收拾屋子和做饭会导致症状的波动甚至急性哮喘发作，还是应该减少或避免。

规律规范地用药治疗并控制得很好的支气管哮喘患者，仍可能对这种屋尘及油烟敏感，在收拾屋子和做饭的时候，可以适当采取一些防护的措施，比方说戴口罩、打开抽油烟机等，从而防范这种屋尘和油烟的刺激。

Q: 支气管哮喘患者需要减肥吗？

支气管哮喘的患者是否需要减肥，得根据患者的情况来确定。支气管哮喘本身跟肥胖是没有关系的，但是肥胖的患者更容易合并睡眠呼吸暂停综合征等疾病，会出现打鼾和睡眠呼吸暂停，导致夜间的憋醒和喘息。因此，如果是比较肥胖的患者，同时又伴有支气管哮喘，还是建议进行减肥。

另外，肥胖的患者更容易合并心脑血管疾病，即使没有支气管哮喘，也是建议减肥的。

Q: 得了支气管哮喘必须静养吗？

生命在于运动，对于支气管哮喘患者也同样如此，适当的运动有助于支气管哮喘患者改善呼吸功能，调整全身免疫状态，减少支气管哮喘发作。症状控制良好，近期没有急性发作，也没有反复咳嗽、喘息症状的患者是可以正常运动的。

但是如果支气管哮喘症状控制不佳，则要避免剧烈运动以免诱使支气管哮喘发作。运动性哮喘患者可在运动前 3～5 分钟预防性吸入快速起效的支气管舒张剂。注意如果在运动时一旦出现咳嗽、喘息、胸闷等症状，应当立即停止运动，及时吸入速效 β受体激动剂，严重时应尽快就医。

🅠: 为什么运动会使哮喘发作？如何运动？

运动是支气管哮喘常见的诱发因素，很多患者在剧烈运动后出现咳嗽、喘息、呼吸困难、胸闷等表现。这是因为运动时热能从气道黏膜快速转移到呼吸气流中，造成气道在运动后出现冷却现象，引起支气管血管收缩；运动过程结束后，由于气道内快速复温，可引起气道黏膜充血、血管通透性增加，进而出现气道水肿、狭窄，引起气流受限和支气管哮喘发作。另外，运动时由于通气量显著增加，气道黏膜表面液体水分快速蒸发，形成高渗透压状态，也会刺激肥大细胞脱颗粒以及包括嗜酸性粒细胞在内的多种细胞释放炎症介质，引起气道平滑肌的收缩和气道的狭窄。因此，很多患者都会因为惧怕运动导致支气管哮喘发作而避免运动。

然而，支气管哮喘包括典型的运动性哮喘都是可以通过规范治疗得到控制的，控制良好的患者气道敏感性降低，运动时支气管哮喘发作的风险也显著降低。因此，支气管哮喘控制良好的患者是可以正常运动的，很多患有支气管哮喘的运动员规范治疗后，还可以参加高强度的训练和比赛就是很好的例子。当然，支气管哮喘患者运动前一定要做好充分的热身准备，避免在寒冷、干燥的天气运动，必要的保暖措施也有助于减少运动诱发支气管哮喘的可能。

Q: 支气管哮喘患者能做什么强度的运动?

支气管哮喘患者进行适宜的体育锻炼可以提高肺活量，减少支气管哮喘发作，还可减轻焦虑，改善睡眠质量。因此，应根据不同的身体状况，适当参加体育活动。运动强度和持续时间与支气管哮喘发作有关，因此支气管哮喘患者切忌运动负荷急剧增加，而是应该逐步增强运动强度。锻炼应当循序渐进，运动量逐渐增加，量力而行，以不引起疲劳、气急等症状为度。症状控制良好的患者建议每周至少进行 150 ～ 300 分钟中等强度的运动，或每周进行 75 ～ 150 分钟高强度的有氧运动。支气管哮喘患者比较适宜的运动如下。

热身运动：慢跑和活动主要肌群的伸展操，可避免运动诱发支气管哮喘。

有氧运动：针对大肌群、富节奏性的运动，如走步、慢跑、骑车、游泳及各种球类活动均可。运动时注意选择户外空气新鲜的地方，避开空气污染的时段。游泳时要注意游泳池氯气消毒对呼吸系统的影响，对霉菌过敏的支气管哮喘患者避免到通风不好、潮湿发霉的泳池游泳。建议每次运动 20 ～ 60 分钟，每周 3 ～ 5 次。体能很差的人，可以刚开始先运动 20 分钟，再增至 30 分钟。

伸展运动：瑜伽等可练习呼吸控制，促进胸部肌肉扩张，提高肺活量，提高身体柔软性。但注意时间不要太长，身体状态不好时不要勉强。

Q: 什么情况容易诱发支气管哮喘加重?

支气管哮喘加重表现为突然出现喘息、气促、咳嗽、胸闷等症状，或原有症状加重，常与呼吸道感染、过敏原吸入及天气变化等因素有关，常见的诱发因素如下。

上呼吸道感染：将近一半的支气管哮喘发作是由急性上呼吸道感染诱发的，多为病毒感染，包括鼻病毒、流感病毒、呼吸道合胞病毒等。

过敏原吸入：环境中的过敏原是诱发支气管哮喘的重要因素，可分为室内过敏原及室外过敏原。室内过敏原包括尘螨、宠物皮毛及蟑螂等，室外过敏原包括花粉、真菌等。尘螨是我国支气管哮喘患者最主要的过敏原。在我国致敏花粉秋季以蒿属花粉及豚草花粉为主，春季以松树、柏树等树花粉为主。

吸烟：吸烟与支气管哮喘发作密切相关，吸烟还可以加快支气管哮喘患者肺功能恶化速度，降低对吸入及全身糖皮质激素的治疗反应，使支气管哮喘更难控制。

空气污染：室外污染物包括臭氧、二氧化硫、二氧化氮及可吸入性颗粒物等，室内污染物主要包括生物燃料燃烧产生的烟雾等。

天气变化：冷空气、空气湿度及气压变化均可诱发支气管哮喘。

职业性因素：引起支气管哮喘发作的职业性致敏物（表 2-1）种类繁多。

表 2-1　与支气管哮喘发作相关的职业及危险物质

	危险物质	相关职业
低分子化合物	异氰酸酯：如甲苯二异氰酸酯（TDI）、二苯亚甲基二异氰酸酯（MDI）、六亚甲基二异氰酸酯（HDI）、萘二异氰酸酯（NDI）等	家电、汽车、建筑、油漆、鞋业、家具、胶粘剂等行业工人
	酸酐类：邻苯二甲酸酐（PA）、马来酸酐（MAH）、偏苯三酸酐（TMA）、四氯苯酐（TCPA）、六氢苯酐（HHPA）等	油漆、塑料、环氧树脂制造工人
	金属：如铬酸、重铬酸钾、硫酸镍、钒等	电镀工、焊工、金属和化学工人
	药物：β-内酰胺类抗生素中含 6- 氨基青霉烷酸（6-APA）结构的青霉素类、含 7- 氨基头孢霉烷酸（7-ACA）的头孢菌素类，铂类抗肿瘤药物	制药工人、农场工人、卫生专业人员
	木尘：西方红雪松、东方白雪松、伊罗科木、黑黄檀木、非洲枫木等	伐木工人、木材加工工人，木匠
	染料和漂白剂：如蒽醌、胭脂红、指甲花提取物、过硫酸盐、活性染料	织物和皮毛染色师、理发师
	多胺类：乙二胺、二乙烯二胺、三乙基四胺、氨基乙基乙醇胺、对苯二胺、哌嗪等	化学研究人员，清洁剂、塑料制造工人
	胶和树脂：如丙烯酸酯、环氧树脂	塑料制造工人
	其他：如甲醛、戊二醛、环氧乙烷、除虫菊酯	实验室工人、纺织工人、喷漆师、卫生专业人员

危险物质		相关职业
高分子化合物	动物蛋白：如家畜和实验动物、鱼类和海鲜	农民、兽医、家禽加工者，鱼类和海鲜加工者
	面粉和谷物	面包师、食品加工者、码头工人
	酶类：如胰腺提取物、木瓜蛋白酶、胰蛋白酶、枯草芽孢杆菌、菠萝蛋白酶、果胶酶、淀粉酶、脂肪酶	面包师、食品加工者、制药工人、塑料加工工人、洗涤剂制造商
	植物蛋白质：如小麦、谷物粉尘、咖啡豆、烟草粉尘、棉花、茶、乳胶、车前草	面包师、农民、食品加工者、卫生专业人员、纺织工人

运动：是支气管哮喘常见的诱发因素，多见于青少年、运动员及控制不佳的支气管哮喘患者。

药物：由药物反应引起的支气管哮喘发作常见的有阿司匹林等非甾体抗炎药，青霉素、磺胺类等抗菌药物、造影剂、β 受体阻滞剂等。

食物及食品添加剂：主要见于儿童及婴幼儿，包括面粉、鸡蛋、牛奶、鱼虾蟹等海产品、肉制品、豆制品及坚果等。某些食品添加剂也可诱发支气管哮喘。

精神心理因素：焦虑及剧烈的情绪变化等因素也可诱发支气管哮喘。

内分泌因素：部分妇女月经期及妊娠期支气管哮喘症状加重，可能与体内激素水平变化有关。

Q: **哪些信号预示着支气管哮喘加重？**

多数支气管哮喘急性发作存在早期征兆。一项有关我国 30 省市城区门诊就诊支气管哮喘患者的调查结果表明，82.5% 的支气管哮喘患者在上次急性发作时存在早期征兆，发生频率最高的三个症状为咳嗽、胸闷及气促。

支气管哮喘发作的早期征象包括：①频繁咳嗽，尤其是夜间咳嗽明显；②运动后喘息或咳嗽；③气短；④感觉十分乏力或者运动时感到无力；⑤感冒或过敏征象，如打喷嚏、流涕、咳嗽、鼻塞、咽痛和头痛等；⑥呼气峰流速读数降低。

支气管哮喘患者在出现下列情况时应立即去医院就诊。

（1）严重的支气管哮喘发作：即在休息时气急或呼吸困难而使身体被迫处于前弓位，或说话时只能说出单词而不成句，或出现嗜睡；呼吸频率过快，超过每分钟 30 次；脉搏过快，超过每分钟 120 次。

（2）支气管哮喘症状发作应用支气管扩张剂后缓解不迅速，或用药后症状改善持续时间小于 3 小时。

（3）正在使用口服激素，或者最近将所用的口服激素停用而出现支气管哮喘症状或症状加重。

（4）支气管哮喘发作口服或静脉使用激素治疗后 2 ～ 6 小时内症状无改善。

（5）曾经有过气管插管和机械通气的濒于致死性哮喘病史的患者支气管哮喘发作。

（6）最近一年内曾因支气管哮喘严重发作住院或去过医院急

诊救治的患者出现支气管哮喘症状或症状加重。

Q: 支气管哮喘加重后该怎么办?

患者应注意和识别支气管哮喘加重的早期征象:频繁咳嗽,尤其是夜间咳嗽;气短、乏力、运动后喘息或咳嗽;呼气峰流速读数降低;出现感冒或过敏征象,如打喷嚏、流涕、咳嗽、鼻塞、咽痛和头痛等。一旦有支气管哮喘加重,应立即予以吸入急救药物,并及时就医。如此可有效减少支气管哮喘发作次数,减轻发作程度。

轻度和部分中度急性发作的支气管哮喘患者可以在家庭中进行自我处理。速效 β 受体激动剂(如含有福莫特罗或沙丁胺醇的吸入药物)是缓解支气管哮喘症状最有效的药物,患者可以根据病情轻重每次使用 2～4 喷,一般间隔 3 小时重复使用,直到症状缓解。同时可以增加控制药物(如含有布地奈德、氟替卡松的吸入药物)的剂量,增加的吸入激素剂量至少是基础使用剂量的两倍。如果控制药物使用的是布地奈德 - 福莫特罗联合制剂,则可以直接增加吸入布地奈德 - 福莫特罗(160/4.5 μg 规格)1～2 吸,但该药物每天不要超过 8 吸。也可使用雾化吸入器吸入沙丁胺醇、布地奈德、异丙托溴铵等药物。

自我处理 1～2 天后如果自我评估治疗反应不佳,日常活动时有气短、咳嗽等症状或监测呼气峰流速值下降 > 20%,超过 2 天,应及时到医院就诊,在医师指导下调整治疗。即使经过自我处理后症状缓解的患者也建议到医院就诊,评估支气管哮喘控制状况、发作原因,调整控制药物的使用,预防以后的支气管哮喘发作。

Q: 在家中如何监测支气管哮喘?

支气管哮喘患者在家中可以通过记录日记卡和测定呼气峰流速值监测病情,可以有效预防支气管哮喘发作和减少发作次数。

记录日记卡:日记卡的内容包括支气管哮喘发作的症状、可疑诱因、呼气峰流速值和使用的药物等。记录日记卡可以给医生提供判断支气管哮喘严重程度、治疗反应的客观记录。其中用药记录包括药物的种类、频率及用药后的反应,有关支气管哮喘发作的可疑诱因,可为今后的预防提供重要参考。

测定呼气峰流速值:呼气峰流速仪是一种简易肺功能检测装置,小巧便携,简单易学,是支气管哮喘患者自我监测病情变化的好帮手。呼气峰流速测定主要有两个方面的作用:①有助于诊断支气管哮喘;②及时评价支气管哮喘病情严重程度,呼气峰流速数值下降或昼夜波动率越大说明支气管哮喘病情越不稳定,且呼气峰流速的变化常常早于症状的变化,应引起警惕。因此建议患者每天定时测定呼气峰流速并记录可反映支气管哮喘病情的昼夜节律及某一段时间病情的动态变化,以便评价治疗反应,及早发现病情波动并及时调整用药方案。建议每日测定 2 次呼气峰流速值,一般晨起测定一次,间隔 10 小时左右再测定一次。每次测定时重复 3 次,取最高值。

Q: 得了支气管哮喘,有什么忌口吗?

支气管哮喘发作大多与吸入过敏原有关,食物过敏引发的支气管哮喘在成人中较为少见。因此除非有明确的食物过敏病史,支气管哮喘患者不需要过度忌口。怀疑食物过敏的患者应及时到医院做过敏原检测明确过敏原，生活中应避免种植、加工、运输、食用此类食物。可诱发支气管哮喘的食物多达数百种，生活中常见的有奶及奶制品、鸡蛋、鱼类、虾类、蟹类、贝类、蚌类、花生、芝麻等、豆类、小麦、玉米、荞麦、桃子、苹果、橘子、杏、菠萝、草莓、核桃、开心果、榛子、松子、猪肉、牛肉、羊肉、鸡肉、茼蒿、灰菜、蘑菇、西红柿、大葱、土豆、白菜、大蒜、辣椒、咖啡、巧克力、啤酒、果酒、味精等。

支气管哮喘患者还应避免进食过度油腻、高脂肪、高热量的食物，合理运动控制体重。胃食管反流也是支气管哮喘患者常见的合并症，胃酸反流的刺激可以导致支气管哮喘发作，病情不易控制。因此合并胃食管反流的支气管哮喘患者为了减少反流发生，应避免进食油腻、油炸及腌制的食品。少吃或不吃黏性食物，如糯米饭、年糕、元宵、粽子等，这些食物不易消化，容易延缓胃排空的速度，增加反流机会。辛辣刺激、过冷、过热、过酸、过甜的食物，如大葱、大蒜、辣椒、糖果、咖啡、浓茶、果汁等可以增加胃液的分泌，引起胃酸等主要反流物的量明显增加，会加重反流的症状，在日常生活中也应尽量避免或少食用。

Q: 得了支气管哮喘，吃什么可以帮助康复？

目前还没有明确的证据表明哪些食物有助于支气管哮喘患者康复，但是有一些食物和营养物质可能有助于预防支气管哮喘的发生，减少急性发作。

（1）维生素 D：获取足够的维生素 D 可能有助于减少 6～15 岁儿童的支气管哮喘发作次数，母亲在孕期进食富含维生素 D 和维生素 E 的食物，可以降低儿童喘息的发生率。三文鱼、牛奶、蛋类均有助于补充维生素 D。

（2）维生素 A：研究发现患有支气管哮喘的儿童血液中维生素 A 的水平通常比没有支气管哮喘的儿童低，因此进食含有维生素 A 的食物，如胡萝卜、苹果、哈密瓜、红薯、生菜、羽衣甘蓝、菠菜、西兰花有助于降低支气管哮喘风险。

（3）益生菌：有研究表明益生菌有助于预防过敏性疾病（过敏性哮喘、过敏性鼻炎等），但还需要进一步的研究证实。

（4）其他：食用富含抗氧化剂和钾的水果（如香蕉）可能有助于缓解支气管哮喘儿童的喘息。镁含量低的儿童肺功能较差，食用菠菜、南瓜子、黑巧克力、三文鱼等富含镁的食物可能有助于改善肺功能。

Q: 得了支气管哮喘，需要吃保健品吗？

保健食品含有一定量的功效成分，可以补充特定的营养成分，调节人体的机能，具有特定的功效，适用于特定人群。目前国家对于保健食品的功能规定了 27 种，其中并不包含支气管哮喘，因此现在还没有特定针对支气管哮喘的保健品。

含有益生菌、调节肠道菌群功能的保健品可能有助于支气管哮喘的预防，但其效果还未在临床上得到确认。

患者在选购保健品的时候，须仔细阅读说明书，要认准外包装上的保健食品标志，注意看自己是不是该保健品的"特定人

"群"或"不适宜人群"，避免轻信广告宣传。

🅀: 得了支气管哮喘，日常生活中需要注意什么？

支气管哮喘是一种可以控制的慢性疾病，得了支气管哮喘需要和医生共同制订治疗方案，规范治疗。同时在生活中还需要注意以下几点。

（1）寻找并有效避免接触变应原。

屋尘螨：每周用热水洗涤床单和毯子，用烘干机干燥或在太阳下晒干；枕头和垫子加上密封罩；用地板而不用地毯，特别是在卧室内；可能的话，使用带过滤器的除尘器打扫室内，用杀螨剂或鞣酸杀灭螨虫，但需确保做这些处理时患者不在家中。

带毛动物：使用空气过滤器；动物不要留在家中，至少不要留在卧室中；给宠物洗澡。

蟑螂：经常彻底清扫房屋。可以使用杀虫气雾剂，但需确保使用气雾剂时患者不在家中。

室外花粉和霉菌：当花粉和霉菌浓度很高时，关闭门窗，待在室内；出门时适当佩带口罩；有条件时变换生活居住环境。

室内霉菌：降低室内的湿度，经常清洁潮湿的地方。

职业性致敏原：确定职业性致敏原后，及时脱离接触，以免病情恶化。

（2）减少或避免空气中的有害刺激因子，如氮氧化物、臭氧、二氧化硫、酸性气溶胶、甲醛和生物污染物（如内毒素）等。

（3）戒烟：戒烟对防止支气管哮喘加重和提高疗效有重要作用，鼓励每一位有戒烟意向的吸烟者接受咨询和必要的药物治疗。

（4）预防呼吸道感染：注意季节、气候变化，天气寒冷或气温多变时减少外出，外出时应注意保暖，戴口罩和围巾，保护好颈部，避免受寒。

（5）保持良好的心态，缓解期要科学锻炼。

Q: 支气管哮喘患者手术的时候需要注意什么？

症状未控制或近期发生过急性发作的支气管哮喘患者，手术前后支气管哮喘发作的风险增高。因此支气管哮喘患者如需手术治疗，应在手术前积极控制病情，规律使用支气管哮喘治疗药物，控制好病症后再行手术治疗。

手术前1周应由医生协助评估支气管哮喘控制状态，行肺功能检查评估能否耐受手术。

手术中应避免使用阿曲库铵、米库溴铵等容易诱发过敏的麻醉药物，可选择罗库溴铵、七氟醚等药物。

手术后要加强镇痛，促进排痰，及早进行呼吸训练。当然最重要的还是平时规范治疗，良好地控制支气管哮喘才能降低手术风险。

第七节

心理对疾病的影响

Q: 近期压力大，会影响支气管哮喘吗？

情绪因素可以引起支气管哮喘发作，而支气管哮喘本身亦会引起消极情绪反应。不良的心理因素是导致支气管哮喘发病及影响疗效的重要因素。支气管哮喘患者强烈的情绪变化（如抑郁、焦虑、惊恐等）能导致高通气，诱发气道痉挛。众多研究表明，心理因素与支气管哮喘的诱发、加重及疾病的转归有着明确的关系，支气管哮喘患者可产生一系列紧张、焦虑、悲观及抑郁等消极情绪，应激和抑郁反过来也可直接影响难治性支气管哮喘患者的气道炎症和病情活动水平。有显著心理障碍者出现重症支气管哮喘更为常见，会造成心理、生理失调的恶性循环，支气管哮喘症状不易控制。因此支气管哮喘患者应保持良好的心态，避免心理状态不佳对病情的影响。

Q: 为什么大哭大笑后支气管哮喘会加重？

支气管哮喘是一种身心疾病，精神紧张、恐惧、情绪变化（如激动、大喜、大悲、大笑等）都可引起支气管哮喘发作。一些有经验的支气管哮喘患者，当开始感到胸闷、气憋时，立刻静下心，放松情绪，就可以阻止支气管哮喘的发作，可见，精神因素与支气管哮喘的发病有较密切的关系。

这一作用的机制较为复杂：剧烈的情绪变化可导致大脑皮层兴奋，刺激迷走神经释放乙酰胆碱，引起支气管平滑肌痉挛从而诱发支气管哮喘；还可以释放多种神经肽类物质，刺激支气管平滑肌收缩，加重气道炎症反应；心理应激还会影响到患者的免疫系统，降低免疫水平。但是，心理因素对特定的急性发作的产生及延续的影响程度尚不明确，可能在不同患者及同一患者不同时间的发作均有不同。

Q: 支气管哮喘会导致焦虑吗?

情绪会影响支气管哮喘急性发作的频率及严重程度；支气管哮喘患者发病时出现的一系列症状也会影响到患者的情绪，导致患者发生焦虑、抑郁等不良情绪反应；这些反应又会进一步加重支气管哮喘患者的各种症状，进入发作－焦虑－发作的恶性循环。

临床常用的部分治疗支气管哮喘的药物，也会对患者的心理状态产生影响，如氨茶碱类药物会使患者出现焦虑和易怒，抗组胺类药物、白三烯调节剂易加重患者的抑郁，而口服糖皮质激素可引起失眠、谵妄和狂躁。

Q: 积极的态度会对支气管哮喘有帮助吗?

支气管哮喘患者如果对治疗信心不足，带有强烈悲观情绪，其相应的治疗效果也会大打折扣，因此积极的态度有助于减轻支气管哮喘症状，改善治疗效果。

对支气管哮喘患者进行疾病健康教育，可提高患者对疾病的认知水平、正确认识疾病。

组织病友会等活动，让病情控制良好的支气管哮喘患者现身说法，可帮助患者树立控制疾病的信心，有助于改善患者焦虑状态，促进疾病康复。

北京大学人民医院从 1993 年开始对哮喘患者进行宣传、教育和管理工作，并在此基础上，于 2001 年 5 月 13 日正式成立支气管哮喘患者协会（以下简称"哮喘患者协会"），形成"哮喘专病门诊、哮喘宣教中心、哮喘患者协会"三位一体的哮喘教育管理模式。哮喘患者协会通过定期举办系统宣讲、现场咨询、交流体会、文艺汇演等形式多样、内容活泼的活动，提升患者疾病防治知识，发挥患者自身示范和辐射作用，调动哮喘患者及其家属防治哮喘的积极性，使 70% ～ 80% 哮喘患者的哮喘得到良好控制。经过系统教育的协会会员，每年非预约门诊就诊及急诊就诊次数减少 60%，每年医疗费用节省一半以上。在这个过程中，医生与患者形成了良好的伙伴关系，取得了显著的社会和经济效益。

Q: 患者紧张、焦虑情绪如何调节？

支气管哮喘是一种需要长期治疗的慢性气道炎症性疾病，诊断支气管哮喘后出现紧张、焦虑的心理是非常正常的。尤其是一些病情严重、长期多方求医但病情仍控制不理想的患者更容易出现悲观失望和急于求成的急躁情绪。

患者应当主动了解支气管哮喘相关的知识，对支气管哮喘的病因、目前的治疗水平和预后有清楚的认识，消除顾虑，树立战胜疾病的信心，选择合适的放松训练缓解紧张情绪。如果自行疏导仍然无法缓解紧张焦虑的情绪，应当及时到医院的心理科咨询，必要时可应用抗抑郁和焦虑的药物。

第**8**节

给家属的话

Q: 为什么支气管哮喘患者会性情大变？

家里人如果得了支气管哮喘，我们要知道这是一种慢性的气道炎症性疾病，是需要规律规范治疗的。支气管哮喘如果不规范治疗、控制不好，会有反复的咳嗽、咳痰、胸闷、气短、喘憋的相关症状。这些症状会严重地影响支气管哮喘患者的工作、生活、运动以及夜间休息。症状反复出现，患者会频繁进行门诊就诊或者急诊救治，会影响到他的心情，导致焦虑和抑郁。这种情况下，支气管哮喘患者就会表现为性情大变，甚至有些患者会有自杀倾向，因此患者家属应当重视。

Q: 家属如何帮助患者进行规律规范地治疗？

支气管哮喘是需要规律规范长期治疗的，如果家里人得了支气管哮喘，我们要叮嘱并监督他/她规律地用药。

另外，有些诱发因素（过敏原、感冒、感染等）会引起支气管哮喘反复加重，我们要帮助他/她尽量减少或者避免接触过敏原，比如清理衣柜、定期清洗床单、清理潮湿发霉的厨房和卫生间等；从饮食、生活起居到锻炼等多方面来增强患者的抵抗力，减少感冒感染的概率。

再有，有一些会影响支气管哮喘控制的相关疾病，比如过敏性鼻炎、胃食管反流病等，也要叮嘱患者进行防范和规律的治疗。

Q: 家人得了支气管哮喘，如何帮助他 / 她？

家里人得了支气管哮喘，要想很好地帮助他，首先要对支气管哮喘的发病、症状、治疗有充分的认识，要知道这是一种慢性的气道炎症性疾病，是需要长期规律规范治疗的。

日常生活中，一方面要叮嘱他规律规范的用药，准备相关的支气管哮喘发作时急救的药物；另一方面要帮助他寻找到支气管哮喘急性发作的相关诱发因素，如果有相应的过敏原，要尽量减少和避免接触。

支气管哮喘在反复发作的时候会严重影响患者的工作、生活以及他的心情，有的人会出现一些心理障碍，家人要积极地帮助患者面对这种不良情绪。

Q: 家人支气管哮喘发作住院，家属需要关注哪些情况？

家人支气管哮喘发作住院了，家属首先要知道患者这次急性发作的原因是什么，是因为不规律的用药，还是有过敏原的接触刺激，或是反复的感冒感染？如果是不规律的用药，以后一定要叮嘱患者规律地进行治疗；如果有过敏原的接触，家属要尽量把过敏原查出来，帮助患者避免以后再次接触；如果是反复的感冒感染，家属一定要提高和增强支气管哮喘患者的免疫力。只有把这些引起支气管哮喘发作的诱发因素去除了，才能够更好地帮助到家人。

另外，我们也要根据支气管哮喘发作的严重程度，咨询诊治的医生，确定家里是否需要准备雾化机器以及制氧机，以备支气管哮喘患者以后的治疗需要。

Q: 支气管哮喘患者出院，家里应该做什么准备？

支气管哮喘患者出院，家里要做的准备应根据患者的病情来决定。

如果是单纯的吸入药物或口服药能控制得很好的支气管哮喘患者，那就要针对他可能的过敏原进行清理，家里要相对干净一些，清扫屋尘和尘螨，清洗床单。有的患者可能是对霉菌过敏，因此对一些相对潮湿的环境也要进行清理和打扫。

有一部分支气管哮喘患者的病情比较重，可能需要在家里进行雾化治疗，或者在支气管哮喘加重的时候进行雾化治疗，因此需要准备家用的雾化机。

有的支气管哮喘患者病情更重一些，可能平常就需要吸氧治疗，那么这种情况下，家里可以准备一个制氧机用于患者平常的治疗。

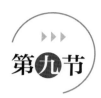

第九节

医疗资讯相关

Q: 支气管哮喘可以去哪里就诊？

支气管哮喘患者可以就诊的地方是很多的，但是应该选择规范、正规的医院去就诊。

诊断明确的、规律治疗和取药的患者可以去基层医院选择复诊。

如果是诊断不明确的支气管哮喘，或者治疗过程中病情波动比较大的，或者治疗效果不好的患者，应该去大一点的医院，比如去三甲医院进行复核和确诊，必要的时候有可能要做气管镜、胸部 CT、肺功能等进一步的检查。

支气管哮喘急性发作的患者如果病情严重，应该选择就近的医院进行急诊救治，尽快地控制症状，病情允许的患者可以先自行吸入缓解药物，然后前往原先就诊的医院尽快就诊。

Q: 支气管哮喘患者如何选择医院和医生？

针对初诊、初治的支气管哮喘患者，或者怀疑支气管哮喘的患者来说，应该选择大一点的医院如三甲医院，或者有条件进行支气管哮喘相关检查、检测的医院就诊。因为这些大一点的医院或者三甲医院，能够相对准确地诊断和制订相应的治疗方案。

在支气管哮喘诊断明确并制订治疗方案以后，今后可以按照既定的方案选择在二级、一级甚至社区医院规律用药，如果支气管哮喘治疗方案有调整，或者治疗过程中病情有波动，再选择去大医院或者三甲医院这种有专科或支气管哮喘专业门诊的医院去进行进一步的就诊和治疗方案的调整。

Q: 不同医院的医生说法不同，该听谁的?

支气管哮喘患者常常会在不同医院进行就诊和复诊，可能会面对支气管哮喘专业医生、呼吸专科医生和非呼吸专科医生等不同的医生。因此会出现不同医生之间，或者不同医院之间对于某个说法或某种治疗方法不同的看法，这是因为各个医生对于支气管哮喘的认知有所不同；而且支气管哮喘目前也有部分内容是有争议的，所以会出现这样的状况。

总体来说，大的原则是没有什么争议的。一般三甲医院支气管哮喘专业门诊里面的大夫，都经过了专业的、系统的训练和培训，他们的观点应该会更准确一点，可以参照三甲医院支气管哮喘专业大夫的说法，来确定和选择自身的治疗。

Q: 某些医院的医生说能根治支气管哮喘，真的吗?

就目前的医疗水平而言，说支气管哮喘能够根治，这是不对的。

支气管哮喘是一种慢性的气道炎症性疾病，这种气道炎症需要长期的、规律的治疗，把气道炎症控制在一个低水平才不至于引起发病。现在通过很规范地吸入药物等相关治疗方法，能够把支气管哮喘控制得很好，患者工作、生活、运动等都不受影响。

虽然部分患者通过规范治疗后能够控制得非常好，后续无须药物长期维持，但是大部分患者需要在长期规律规范用药治疗的基础上才能够实现症状稳定。因此，目前还没有方法能够根治支气管哮喘。

Q: 支气管哮喘能入大病特病吗？

部分支气管哮喘患者在进行生物制剂的单抗治疗时，是可以入大病和特病治疗的。

支气管哮喘的病因有一大部分是跟过敏相关的，很多炎性因子在其中发挥着重要作用，目前应用于临床的有抗 IgE 单抗，是针对其中的炎性因子免疫球蛋白 E（IgE）的，IgE 可以介导支气管哮喘患者的炎症反应。针对 IgE 的单抗治疗目前是可以入特病治疗的，因为它是生物制剂治疗的一个方法，对一些中高剂量吸入激素才能控制的支气管哮喘患者或中高剂量吸入激素仍不能控制的支气管哮喘患者来说，是非常有效的一种治疗方法。

今后针对支气管哮喘的治疗，可能还会有更多生物制剂的单抗治疗方法能够应用到临床，也是有望能够进入到大病和特病治疗的。

参考文献

[1] ADELOYE D，CHUA S，LEE C，et al. Global and regional estimates of COPD prevelance：systematic review and meta analysis. J Glob Health，2015，5（2）：020415.

[2] WANG C，XU J Y，YANG L，et al. Prevalence and risk factors of chronic obstructive pulmonary disease in China [the China Pulmonary Health（CPH）study]：a national cross-sectional study. Lancet，2018，391（10131）：1706-1717.

[3] The Global Initiative for Chronic Obstructive Lung Disease.Global strategy for the diagnosis, management, and prevention of chronic obstructive pulmonary disease (2024 report).（2023-11-13）[2023-12-25]. https://goldcopd.org/2024-gold-report/.

[4] GUARASCIO A J，RAY S M，FINCH C K，et al. The clinical and economic burden of chronic obstructive pulmonary disease in the USA. Clinicoecon Outcomes Res，2013（5）：235-245.

[5] SIN D D，STAFINSKI T，NG Y C，et al. The impact of chronic obstructive pulmonary disease on work loss in the United States. Am J Respir Crit Care Med，2002，165（5）：704-707.

[6] 田春雨，沙莉，刘传合，等. 北京市城区哮喘患儿六年转归的随访研究. 中华儿科杂志，2018，56（3）：200-205.

[7] 苏楠，迟春花，董秀文，等. 北京市城区门诊哮喘患者控制现状及疾病认知程度的调查分析. 中华医学杂志，2009，89（8）：529-532.

[8] 中华医学会呼吸病学分会哮喘学组. 支气管哮喘防治指南（2020年版）. 中华结核和呼吸杂志，2020，43（12）：1023-1048.